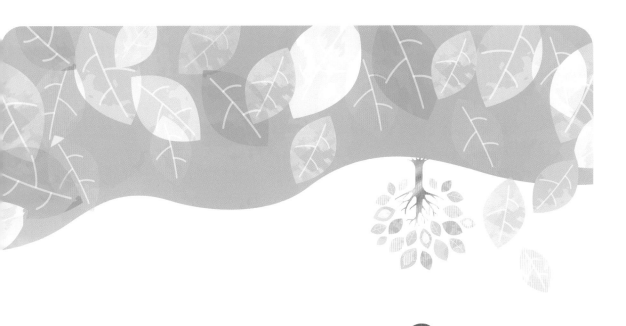

患者さんと家族のための

放射線治療Q&A

2020年版

 JASTRO 日本放射線腫瘍学会——編

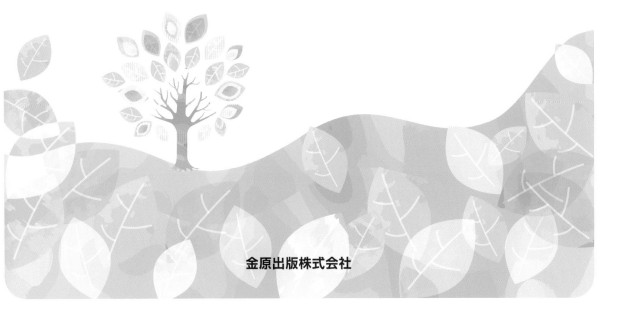

金原出版株式会社

序　文

　『患者さんと家族のための放射線治療Q＆A』（2020年版）を刊行することとなりました。この放射線治療Q＆Aは患者さんに非常に好評であった日本放射線腫瘍学会（JASTRO）ホームページ（https://www.jastro.or.jp/customer/）に設けられている患者さんのためのQ&Aコーナーに新たな質問を追加したうえで、前版の2015年版を改訂し、日本放射線腫瘍学会広報委員会が一冊の本にまとめたものです。執筆・校正に多くの時間と労力を注がれた中川恵一 広報委員長、唐澤久美子 編集責任者をはじめ、広報委員諸氏に敬意を表します。

　本書には、放射線治療基礎となる物理学的、生物学的背景をはじめ、実臨床における放射線治療の適応となる疾患および病態、照射部位別に発生の可能性のある有害事象とその対策などがわかりやすく書かれています。近年の放射線治療では、放射線を可能な限り腫瘍のみに集中させ、正常組織の線量を下げることで、照射精度および治療精度の向上とともに副作用の低減を目指した努力を積み重ね、新規治療計画装置や治療機器の開発により、大きな展開が認められております。強度変調放射線治療、定位放射線治療、画像誘導放射線治療、粒子線治療などの最新の高精度放射線治療、また患者さんの体内に放射線物質を留置して行う、腔内照射・組織内照射に関しても患者さんの疑問にくわしく答えております。

　現在、日本人の約半数がんに罹患し、約3分の1の方ががんで亡くなる時代といわれております。しかしながら、全がんの患者さんの5年生存率は60％を超えております。がん治療は大きく進歩しており、放射線治療の進展に関して患者さんにご理解いただけることを切に願います。2015年のJASTROの調査によりますと、がん患者さんの25％に放射線治療が施行されていますが、欧米における放射線治療施行患者割合の半分以下となっております。本邦ではこれまで、根治できるがん治療は手術であり、手術できないときは致し方なく放射線治療を行うというような古典的な考え方が残っていました。背景として本邦がまた唯一の原爆被曝国であり、原発事故などにともない、放射線に対する拒否感覚が起因しているのではないかとも考られます。

　本書はそのような方々の心配や疑問にも答える形式で記載されており、安心かつご納得して放射線治療を受けられる患者さんが増えることを期待しています。

　日本放射線腫瘍学会は2010年に日本医学会の分科会となり、2012年に公益社団法人に認められました。がんの放射線治療について普及、啓発活動は学会事業の柱です。本書が放射線治療に関して患者さんのご理解のお役に立つことを祈念します。

公益社団法人　日本放射線腫瘍学会　理事長

茂松　直之

2020年版の出版にあたって

　放射線治療は、手術、薬物療法と並ぶ「がんの3大治療法」の1つで、日本でも多くの患者さんが受けている治療です。また、がん以外の病気の治療に使われることもあります。しかし、手術や薬の治療と比べるとなじみが薄く、「放射線」がもつ一般の方には縁遠いイメージから、その利用が他国並みには進んでいませんでした。

　そのような状況の中、日本放射線腫瘍学会では2015年に、放射線治療を理解して上手に利用し、病気と闘っていただくために、『患者さんと家族のための放射線治療Q&A』を刊行しました。多くの反響をいただきましたが、発行から5年が経過し、放射線治療の進歩や粒子線治療の保険適用などを含め、現状にそぐわない点も出てきました。それを受け、現状に即して改訂したのが本書です。

　本書では、患者さんや患者さんのご家族のために、放射線治療の幅広い内容を「問いに答える形式（Q&A）」でわかりやすく解説しています。放射線治療の基本原理、放射線治療の種類、使用する装置、実際の治療の進め方、各がんに対して行われる放射線治療の実際、治療中と治療後の生活上の注意点、悪影響が生じた場合の対処方法までを記載しました。放射線治療のガイドライン（治療のための指針）としての役割とともに、闘病中の実生活におけるガイドブック（具体的なヒント）の役割をも果たすものと考えています。

　本書の編集と執筆は、日本放射線腫瘍学会の広報委員会を中心に行われました。わかりにくい表現や不十分な説明を改めるように心がけましたが、今後も読者の皆様のご意見をもとに内容を改訂していきたいと考えています。本書に対するご意見は、日本放射線腫瘍学会の広報委員会宛にお手紙で、あるいは日本放射線腫瘍学会のホームページ上の「ご意見・ご質問」にあるフォームからお寄せいただければ幸いです（https://www.jastro.or.jp/contact/）。

　本書が、多くの皆様のお役に立つことを願っています。

2020年10月吉日

日本放射線腫瘍学会広報委員会
委員長　中川恵一
編集責任者　唐澤久美子

『患者さんと家族のための放射線治療Q&A（2020年版）』執筆者一覧

編集責任

唐澤久美子　　東京女子医科大学

執筆者（50音順）

伊藤　芳紀　　昭和大学

岡嶋　馨　　　近畿大学奈良病院

岡野　智行　　東京都立多摩総合医療センター

小此木範之　　量子科学技術研究開発機構QST病院

江原　威　　　杏林大学

大栗　隆行　　産業医科大学

加藤　正子　　昭和大学

唐澤　克之　　がん・感染症センター都立駒込病院

唐澤久美子　　東京女子医科大学

北原　規　　　武蔵野徳洲会病院

小池　泉　　　横浜市立大学

角　美奈子　　東京都健康長寿医療センター

染谷　正則　　札幌医科大学

副島　俊典　　神戸陽子線センター

永倉　久泰　　KKR札幌医療センター

中村　聡明　　関西医科大学

二瓶　圭二　　大阪医科大学

沼崎　穂高　　大阪大学

藤　浩　　　　国立成育医療研究センター

増永慎一郎　　京都大学

村山　重行　　静岡がんセンター

執筆協力

川上　祥子　　メディカル・モバイル・コミュニケーションズ

CONTENTS

序文　2

出版にあたって　3

執筆者一覧　4

放射線治療とはどのような治療ですか。

Q1 放射線治療は手術や薬物療法とは何が違うのですか。　10

Q2 放射線治療と放射線診断は何が違うのですか。　12

Q3 放射線治療やセカンドオピニオンはどこで受けることができ、誰が行うのですか。　14
　　放射線治療についてのセカンドオピニオンはできますか。　15
　　放射線治療はどのような病気によく使われていますか。　16

Q4 転移したがんにも放射線治療は有効ですか。　17

放射線治療を受けるにあたってよく質問されることを教えてください。

Q5 放射線治療はからだに悪くないですか。　19
　　❶ 放射線による悪影響（副作用）について教えてください。　19
　　❷ 家族や周囲の人に影響はありませんか。　22
　　❸ 妊娠や出産に影響はありませんか。　23

Q6 放射線治療の費用はどれくらいかかりますか。
　　粒子線治療の費用や高額療養費制度、先進医療などについても教えてください。　25

Q7 放射線治療はどれくらいの日数がかかりますか。　29

Q8 放射線治療中も普通に生活できますか。　30

放射線治療のしくみについて教えてください。

Q9 放射線治療は、なぜがんに有効なのですか。　32
　　❶ 放射線治療でどのようにがんが治るのですか。　32
　　❷ 放射線治療が効きにくいがん、効きやすいがんはあるのですか。　35
　　❸ 正常な部分に影響はないのでしょうか。　37
　　❹ 放射線治療はがん以外の病気にも効くのですか。　38

Q10 治療に使う放射線の種類と装置について教えてください。　40
　　❶ 放射線とは何で、どんな種類や単位があるのですか。　40
　　❷ 放射線治療にはどの放射線を使うのですか。　41
　　❸ 放射線治療にはどのような装置を使うのですか。　43

Q11 放射線治療の方法について教えてください。　50
　　❶ 外部照射について教えてください。　50
　　❷ 定位放射線治療について教えてください。　53
　　❸ 画像誘導放射線治療（IGRT）について教えてください。　56
　　❹ 強度変調放射線治療（IMRT）について教えてください。　59

⑤ 粒子線治療について教えてください。　61

⑥ 照射中には息を止めなくてはなりませんか。　64

⑦ 小線源治療について教えてください。　65

⑧ 内用療法（標的アイソトープ治療）について教えてください。　66

放射線治療を受けることにしましたがもう少し教えてください。

Q12 放射線治療の実際の手順について教えてください。　69

① 放射線治療をするかどうかはどのように決めるのですか。　70

② 放射線治療計画とは何ですか。　72

③ どのように放射線治療が進むのか教えてください。　74

④ 照射法の変更をすることがあるのはなぜですか。　76

⑤ 放射線治療は外来通院と入院のどちらがよいのでしょうか。　77

⑥ 土日、祝日の照射を休みにすると、治療の効果は弱くなりますか。　78

⑦ 自分の都合で治療を休んでも、効果に影響はないですか？　79

⑧ 患者によって治療の回数が違うのはなぜですか。　79

⑨ 放射線治療を一度受けたら、繰り返し受けられないのですか。　80

Q13 放射線治療の併用療法について教えてください。　82

① 薬物療法との併用はどのような場合に有効ですか。　82

② 手術との併用はどのような場合に有効ですか。　84

③ そのほかの治療方法との併用は有効か教えてください。　85

Q14 放射線治療の効果はどのように判定するのか教えてください。　89

① 放射線治療の効果はいつわかるのですか。　89

② 放射線治療の効果はどのような方法でわかるのですか。　90

放射線治療中の生活や注意点について教えてください。

Q15 放射線治療中から直後の生活上の注意について教えてください。　91

① 食事で気をつける点はありますか。　91

② 入浴、温泉、サウナ、岩盤浴は大丈夫でしょうか。　94

③ 仕事や家事は今までどおり可能ですか。　95

④ 旅行やスポーツはどの程度できますか。　96

⑤ 飲み薬や塗り薬は今までどおり使ってよいですか。　97

⑥ インフルエンザなどの予防接種を受けてよいですか。　98

⑦ タバコを吸ったりお酒を飲んだりしてもよいですか。　98

⑧ ムダ毛の処理は今までどおり行ってよいですか。　99

⑨ あんま、マッサージ、針、灸、エステなどは大丈夫ですか。　100

Q16 放射線治療中に不安になりがちな点について教えてください。　101

① 治療の悪影響がない時は、治療効果もないのでしょうか。　101

② 悪影響がいつ出るか心配なのですが。　102

③ 治療箇所と違う場所に印が付いているのですが。　103

④ 治療用の印が消えそうなのですが。　103

⑤ 治療中に咳やくしゃみが出そうになったらどうすればよいですか。　104

放射線治療部位別の治療法を教えてください。

Q17 脳・脊髄への放射線治療について教えてください。　105

① 脳に放射線を当てて大丈夫なのでしょうか。治療の悪影響と対処法について教えてください。　105

② 脳腫瘍のタイプによって放射線治療法が違いますか。　106

③ 全脳照射、全中枢神経系照射（全脳全脊髄照射）とはどのような治療ですか。　107

④ 定位放射線治療はどのような時に有効ですか。　109

⑤ 脳転移に対する放射線治療について教えてください。　109

⑥ 脳腫瘍に粒子線治療は有効ですか。　110

⑦ 散髪、洗髪、白髪染め、パーマをしても大丈夫でしょうか。脱毛はいつ頃治りますか。　111

⑧ 良性の病気ではどのような時に有効ですか。　112

⑨ 脊髄腫瘍への放射線治療はどのような時に有効ですか。　112

⑩ 脊髄圧迫に対する放射線治療はどのような時に有効ですか。　113

Q18 頭頸部（顔からのど）への放射線治療について教えてください。　115

① 手術より放射線治療のよい点は何ですか。　116

② 喉頭がんは声への影響はありませんか。　117

③ 治療法を選ぶ時のポイントはどのような点ですか。　118

④ 口やのどの治療による悪影響と対処法について教えてください。いつ頃治りますか。　120

⑤ 治療中のひげ剃りや化粧品の使用は問題ありませんか。　122

⑥ 歯みがきや歯科治療は問題ありませんか。　123

⑦ 甲状腺がんへの放射線治療について教えてください。　125

⑧ 眼の腫瘍ですが視力への影響はありませんか。　126

Q19 胸部（乳房、肺、食道など）への放射線治療について教えてください。　128

① 肺がんの治療法を選ぶ時のポイントはどのような点ですか。　128

② 一般的な肺がんの放射線治療はどのように行うのでしょうか。　130

③ 肺気腫や間質性肺炎があっても治療できますか。　131

④ 肺がんに対する定位放射線治療とはどのような治療ですか。　132

⑤ 肺がんに対する粒子線治療はどのような時に有利ですか。　134

⑥ 肺がんで放射線治療に薬物療法を加える必要はありますか。　135

⑦ 肺がんに対する放射線治療の悪影響と対処法について教えてください。　136

⑧ 乳がん術後の放射線治療は必要なのでしょうか。　138

⑨ 乳房温存術後の放射線治療はどのようにするのでしょうか。　140

⑩ 乳房切除術後の放射線治療はどのようにするのでしょうか。　142

⑪ 乳がん術後の放射線治療の悪影響と対処法について教えてください。　143

⑫ 乳がんを手術せずに放射線治療で治せますか。　145

⑬ 放射線治療後に乳房再建はできますか。乳房再建後には放射線治療はできないのですか。　145

⑭ 食道がんの治療法を選ぶ時のポイントはどのような点ですか。　146

⓯ 一般的な食道がんの放射線治療はどのように行うのでしょうか。　148

⓰ 食道がんへの放射線治療の悪影響と対処法について教えてください。　150

Q20 上腹部（膵、肝など）への放射線治療について教えてください。　152

❶ 膵がんの治療法を選ぶ時のポイントはどのような点ですか。　152

❷ 一般的な局所進行膵がんの放射線治療について教えてください。　153

❸ 肝臓がんへの放射線治療はどのような時に行いますか。　154

❹ 肝臓がんへの定位放射線治療や粒子線治療はどのような時に有利ですか。　155

❺ 肝臓がんの体幹部定位放射線治療はどのように行うのか教えてください。　157

❻ 胆道がんへの放射線治療はどのような時に行いますか。　157

❼ 腎がんでは放射線治療はどのような時に有利ですか。　159

❽ 胃がんや大腸がんではどのような時に放射線治療を行いますか。　160

Q21 下腹部（前立腺、子宮、膀胱、直腸など）への放射線治療について教えてください。　161

❶ 前立腺がんの治療法を選ぶ時のポイントはどのような点ですか。　161

❷ 前立腺がんの外部照射はどのように行うか教えてください。　162

❸ 前立腺がんに対する小線源治療はどのように行うか教えてください。　163

❹ 前立腺がんに対する放射線治療の悪影響と対処法について教えてください。　164

❺ 子宮頸がんの治療法を選ぶ時のポイントはどのような点ですか。　165

❻ 子宮頸がんでは腔内照射は必要なのでしょうか。　166

❼ 子宮頸がんの放射線治療はどのように行うか教えてください。　167

❽ 子宮頸がんに対する放射線治療の悪影響と対処法について教えてください。　168

❾ 子宮体がん、卵巣がん、腟がんや外陰がんでは放射線治療はどのような時に有用ですか。　170

❿ 直腸がんへの放射線治療はどのような時に行いますか。　171

⓫ 肛門がんで放射線治療を行うメリットについて教えてください。　173

⓬ 膀胱がんで放射線治療を行うメリットについて教えてください。　174

⓭ 精巣（睾丸）腫瘍、陰茎がんではどのような時に放射線治療を行いますか。　175

Q22 骨軟部（骨、筋肉など）・皮膚への放射線治療について教えてください。　177

❶ 骨転移に放射線治療は効きますか。　177

❷ 骨転移に対する放射線治療の方法について教えてください。　178

❸ 骨軟部肉腫に放射線治療は効きますか。　179

❹ 骨軟部腫瘍への粒子線治療はどのような場合に有用ですか。　179

❺ 骨軟部腫瘍への放射線治療の悪影響について教えてください。　180

❻ 皮膚がんへの放射線治療はどのような時に行いますか。　181

❼ 悪性黒色腫に放射線治療は効きますか。　181

Q23 リンパ・血液のがんへの放射線治療について教えてください。　182

❶ 悪性リンパ腫の放射線治療はどのような場合に有用ですか。　182

❷ 悪性リンパ腫への放射線治療の悪影響について教えてください。　184

❸ 骨髄腫に放射線治療は効きますか。　185

❹ 造血幹細胞移植（骨髄移植）のための全身照射とはどのような治療ですか。　186

❺ 全身照射の悪影響について教えてください。　187

⑥ がんのリンパ節転移に放射線治療は効きますか。　**188**

Q24 こどもへの放射線治療について教えてください。　**189**

① こどもに放射線治療をして大丈夫なのですか。　**189**

② こどもとおとなでは照射の仕方が違いますか。　**190**

③ 小児白血病に対する全脳照射はどのような時に行いますか。　**190**

④ ウィルムス腫瘍ではどのような時に放射線治療を行いますか。　**192**

⑤ 神経芽腫ではどのような時に放射線治療を行いますか。　**194**

⑥ こどもの肉腫ではどのような時に放射線治療を行いますか。　**195**

⑦ こどもへの放射線治療の後遺症と対処法について教えてください。　**197**

Q25 がん以外の病気（良性疾患）での放射線治療について教えてください。　**199**

① がん以外ではどのような病気に放射線治療を行うのでしょうか。（Q9-4☞37ページ参照）　**199**

② 甲状腺眼症ではどのような時に放射線治療を行いますか。　**200**

③ ケロイドではどのような場合に放射線治療を行いますか。　**201**

④ 血管腫ではどのような場合に放射線治療を行いますか。　**203**

⑤ 動静脈奇形ではどのような場合に放射線治療を行いますか。　**205**

⑥ がんでなくても放射線治療の悪影響は問題ないのでしょうか。　**206**

放射線治療後の生活について教えてください。

Q26 放射線治療後の生活について教えてください。　**207**

① 食事など生活上で気をつける点はありますか。　**207**

② 後遺症が心配なのですが。　**208**

③ 放射線腫瘍科（放射線治療科）にも通う必要があるのですか。　**210**

④ 胃腸の不快な症状の対処法について教えてください。　**211**

⑤ 直腸出血や膀胱出血が起こった時の対処法について教えてください。　**212**

⑥ 後遺症の可能性がある時は誰に相談すればよいですか。　**214**

付表 1. 代表的な外部放射線治療の照射法　**215**

付表 2. 施設一覧（放射線治療実施施設）　**216**

付表 3. 参考書籍　**226**

付表 4. 参考ウェブサイト　**226**

Q1 | 放射線治療は 手術や薬物療法とは 何が違うのですか。

A 放射線治療は、手術と同様にがんのある部分だけを治療する局所治療です。一方、薬物療法は全身に効果を発揮する全身療法です。放射線治療では臓器を取らずに治すことが可能で、からだへの負担が手術より少ないことがほとんどです。局所治療なので効果も悪影響も原則として治療した部分に限られます。
（本書は「正しい情報」をみなさんにお伝えするものです。「副作用」とは薬物療法に使う言葉ですので、文中では聞き慣れた「副作用」ではなく、あえて「悪影響」という言葉を使います。）

解説 ▶ ## 放射線治療とは

　放射線治療は手術、薬物療法と並ぶがん治療の3本柱の1つで、全身のほとんどの部位に発生する多くの種類のがんが対象です。治すことを目的とした治療から症状を和らげるための治療まで、幅広い役割を担うことができ、早期がんであれば放射線治療だけでがんを完治させることが可能です。

手術との違いは

　放射線治療は、手術と同様にがんのある部分だけを治療します。通常の外部放射線治療では、CT検査のように装置のベッドに横になっているだけで、放射線照射中の痛みなどはありません。からだへの負担が少ないので、高齢の患者さんや合併症があって手術が受けられない患者さんでも治療できます。

　また放射線治療にはがんを治すだけでなく、正常な臓器の形や機能を残すことができる利点があります。大きながんで骨や組織ががんに置き換わってなくなっていた場合でも、放射線治療でがんが治れば、なくなっていた骨や組織が時間をかけて再生し、元の形や機能を取り戻すということが起こります。

薬物療法との違いは

　放射線治療は薬物療法と比較して、がんのある場所を治療する力がより強いといえます。一方で、抗がん剤や分子標的薬（**Q13-1** ☞82ページ参照）を用いる薬物療法は、病巣が全身に広がった場合でも治療効果を発揮します。しかし、血液がんやリンパのがんなどの一部のがんを除き、薬物療法のみでがんを完治させることは難しく、手術や放射線治療と一緒に使って、がんの完治を目指します。

　薬物療法は使用する薬によっては、吐き気、食欲不振、倦怠感（だるい感じ）、下痢、手足のしびれ、脱毛など、全身に悪影響が出ることがありますが、放射線治療では治療部位を中心に悪影響が現れるので、全身的な悪影響は出にくいのが普通です。

	手術	薬物	放射線
治療できる場所	病変部分	全身	病変部分
治療する臓器	摘出する	温存（残せる）	温存（残せる）

図1　手術、薬物療法、放射線治療の違い

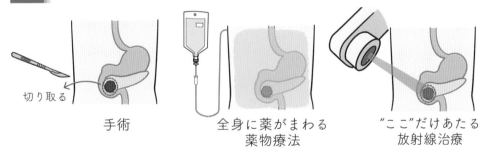

切り取る　　　　手術　　　　　　全身に薬がまわる　　　　"ここ"だけあたる
　　　　　　　　　　　　　　　　薬物療法　　　　　　　　放射線治療

Q2 | 放射線治療と放射線診断は何が違うのですか。

A どちらも基本的に放射線を用いることは同じです。「放射線治療」とは、患者さんのからだの中にあるがんに放射線を照射して、がんの「治療」を行うことを指します。「放射線診断」とは、放射線を用いて患者さんの体内情報を画像化し、病気の「診断」を行うことを指します。

解説

放射線治療とは

放射線をからだに照射すると、通り抜ける途中で、エネルギーが減るとともに、からだの深部にエネルギーを与えます。このエネルギーを利用すると、からだの深部のがん細胞などを死滅させることができます。これが、治療のために放射線治療を用いる理由です。

放射線診断とは

放射線は光などに比べると、物質の中を通り抜けやすい性質をもっています。放射線が物質の中を通り抜ける途中で、少しずつ物質にエネルギーを与えるため、通り抜けて出てくる放射線の量は、通り抜ける前の量よりも少なくなります。物質を通り抜けて出てくる放射線の量は、物質の組成により変わります。この性質を利用して、からだの中の構造や臓器の機能を知ることができます。これが、診断のために放射線が利用されている理由です。

使用する放射線の違い

体外から照射し透過し出てくる放射線や、体内に投与したラジオアイソトープ（放射線同位元素、**Q11-8** ☞ 66 ページ参照）から出る放射線を検出することで、からだの中の様子を画像化します。この画像をもとに、病気を診断することが放射線診断です。わずかな放射線でも検出できるため、体内の放射線の量も、放射線治療に比べると極めて少なくなります。

　検査としては、一般エックス線撮影検査、消化管エックス線撮影検査、血管エックス線撮影検査、CT（コンピュータ断層撮影）検査、RI（ラジオアイソトープ）検査などがあります。また、MRI（磁気共鳴画像）検査、超音波検査などの放射線を用いない画像検査も、一般的な病院では「放射線科（放射線診断科）」で行っていることが多く、これら放射線を用いた検査と同じように扱われる場合が多いです。

放射線科の専門医とは──
「放射線腫瘍（治療）医」と「放射線診断医」の違い

　放射線治療と放射線診断では、仕事の内容が大きく異なります。**放射線腫瘍医**（放射線治療医）は、画像などをもとに病気の広がりを見極め、その部分に放射線を照射することで、がんなどの治療を行います。**放射線診断医**は、放射線を用いた検査を行い、画像をみて病気を診断します。

「治療」で用いる放射線と「診断」で用いる放射線の違い

　放射線治療で用いる放射線は、放射線診断で用いる放射線よりも透過力が強いエネルギーを用います。また治療で用いる放射線の量（線量）は、診断で用いる放射線の量に比べると多くなっています。

図1　治療と診断の違い

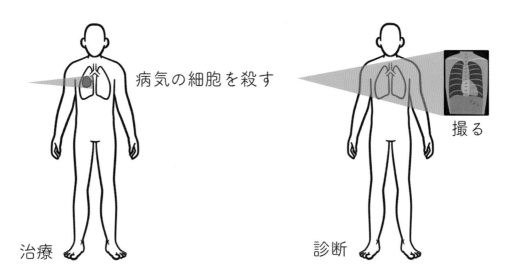

病気の細胞を殺す

撮る

治療　　　　　　　　　　診断

Q3 | 放射線治療やセカンドオピニオンはどこで受けることができ、誰が行うのですか。

A 放射線治療はリニアック（直線加速器）などの放射線治療装置をもっている病院で受けることができます。日本の多くの病院に「放射線科（放射線部）」という診療科（部門）がありますが、その多くが「放射線診断」（Q2☞12ページ参照）のみを行っている施設で、「放射線治療」を行っている施設は約840施設です（**付表2**☞216ページ参照）。放射線治療は多くの職種から構成される「チーム医療」です。医師（放射線腫瘍医）、診療放射線技師、看護師だけでなく、医学物理士など、ほかの部門にはいない放射線治療に関わる専門職種が携わっています。

解説 | 学会、認定機構による専門職種の認定

近年のコンピュータ技術の進歩とともに、放射線治療は急速に進歩して高度な技術になっています。高精度な放射線治療技術（**Q11**☞50ページ参照）が多くなって、専門知識をもった人材でなければ行えなくなってきています。学会や認定機構により、医師は「放射線腫瘍医」、診療放射線技師は「放射線治療専門放射線技師」、看護師は「がん放射線療法看護認定看護師」としてそれぞれ認定されています。これらの専門資格を取得するためには定められた研修を行い、認定試験に合格する必要があります。

さらに放射線治療で活躍している専門職種として、医学物理士という認定資格があります。医学物理士は、照射線量が正しいかをチェックしたり、放射線治療計画の最適化などを行い、放射線治療の質を物理工学的に保証しています。医学物理士の資格を取得するためには定められた大学院課程などを修了し、認定試験に合格する必要があります。

放射線治療についてのセカンドオピニオンはできますか。

A 担当医に自分の病状には放射線治療が使えるのか、あるいは、どのような方法で行うのかについて説明を求め、納得する回答が得られなかった場合には、資料をもらって同じ病院やほかの医療機関の放射線腫瘍（放射線治療）科にセカンドオピニオン（担当医以外の第三者的な立場の医師に意見を求めること）を受けることができます。

　放射線治療は手術と同じ「がんの部分だけを治療」する方法です。病気の種類や病状によっては、手術と同様の効果、あるいは優れた効果が期待できることもあります。外科医が手術を勧めた際には、放射線治療では治療できないのかたずねてみてください。あるいは、放射線腫瘍医が勧めた放射線治療の方法に疑問がある場合も同様です。

　まずは、今の担当医師に説明を求め、納得できない場合は、できる限り治療を始める前にセカンドオピニオンを申請してください。検査結果のデータや撮影画像など資料をもらってから、希望する医療機関のセカンドオピニオンを受けることをおすすめします。紹介状のあて名は、放射線治療の専門医が望ましいでしょう。

図1

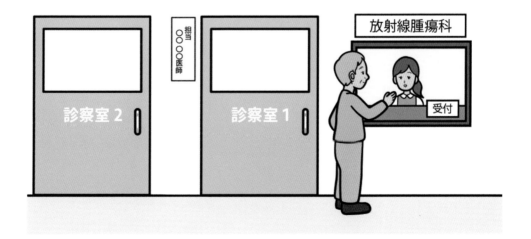

放射線治療はどのような病気によく使われていますか。

　放射線治療はほとんどすべてのがんが治療対象となります。ただし、疾患（部位）によって放射線感受性（放射線が身体に及ぼす影響度）が異なり、また腫瘍の大きさや進行度でも適応が変わってきますので、各疾患によって治療内容は大きく異なってきます。

　日本放射線腫瘍学会が行っている全国放射線治療施設構造調査の2015年版の調査結果から原発巣別の放射線治療新規患者数を図2に示します。一般的に治癒を目指す放射線治療の適応とされている主な疾患としては脳腫瘍、頭頸部がん、肺がん、食道がん、乳がん、子宮頸がん、前立腺がん、造血器のがんなどがあります。現在は治療機器・技術の進歩により、腫瘍に集中的に多くの放射線を照射できるようになっており、さらに適応疾患が増えています。また、がんが進行し、完治が望めない状態でもがんによる苦痛を軽減するための症状緩和を目的として放射線治療を行うことも多く、この場合もすべてのがんが対象となります。

図2　2015年日本放射線腫瘍学会構造調査の原発部位別新規患者数

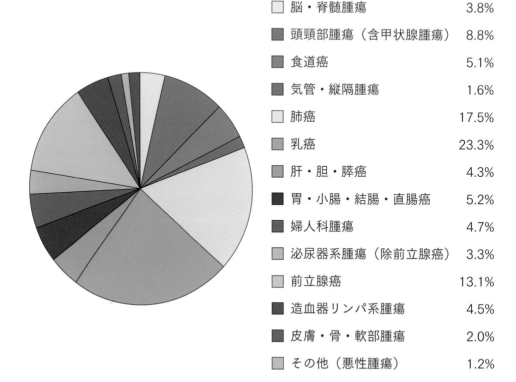

脳・脊髄腫瘍	3.8%
頭頸部腫瘍（含甲状腺腫瘍）	8.8%
食道癌	5.1%
気管・縦隔腫瘍	1.6%
肺癌	17.5%
乳癌	23.3%
肝・胆・膵癌	4.3%
胃・小腸・結腸・直腸癌	5.2%
婦人科腫瘍	4.7%
泌尿器系腫瘍（除前立腺癌）	3.3%
前立腺癌	13.1%
造血器リンパ系腫瘍	4.5%
皮膚・骨・軟部腫瘍	2.0%
その他（悪性腫瘍）	1.2%
良性腫瘍	1.5%

Q4 | 転移したがんにも放射線治療は有効ですか。

A 放射線治療は転移したがんにも効果があり、痛みや出血などの症状を引き起こしている病巣に放射線治療をすることがあります。とくに背骨への転移のために脚に力が入らなくなった時などは、緊急で放射線治療をします。骨や脳への転移を手術した後は再発を防ぐために放射線治療をします。転移したがんでも、放射線治療によって完治する可能性もあります。脳（Q17☞105ページ）、肺（Q19☞128ページ）、肝（Q20☞152ページ）、骨（Q22☞177ページ）への転移に対する放射線治療については、それぞれの項目も参考にしてください。

解説 ## 転移とは

　転移とは、がん細胞が血液やリンパ液の流れに乗って移動し、元の病巣から離れた場所で増えることをいいます。がんの種類によって違いはありますが、転移は主に肺、肝、骨、脳、リンパ節に起こることが多く、そのほかにも皮膚、副腎、網膜、卵巣など、さまざまな場所に転移することがあります。播種といって、がん細胞が肺の周り（胸腔）や内臓の周り（腹腔）に散らばって病巣をつくることもあります。

　転移はがんが全身に広がり始めた状態なので、治療は全身をカバーできる薬物療法が主体になりますが、転移のために痛みや出血、息が苦しい、食べ物が詰まるなどのような症状がある場合は、それを和らげるために症状を引き起こしている病巣に放射線治療をすることがあります。とくに背骨への転移のために脚に力が入らなくなった時などは、緊急で放射線治療をします。骨や脳への転移を手術した後も、残ったがん細胞が増えて再発するのを防ぐために放射線治療をします。また、転移がまだ1か所程度しかない状態で、その病巣が消えればがんが完治する可能性がある場合にも放射線治療をすることがあります。

そのほかにも以下のような部位に転移することがあり、状況に応じて放射線治療が行われます。

(1) リンパ節転移

  a　頸部や鎖骨の近くのリンパ節転移

  b　胸部のリンパ節転移

  c　腹部や骨盤のリンパ節転移

(2) 皮膚転移

(3) 筋肉転移

(4) 眼球・眼窩転移

(5) 副腎転移

(6) 卵巣転移

放射線治療の回数

放射線治療の回数は治療の目的に応じて決められます（**表1**）。症状を和らげるための放射線治療は、強い悪影響が出ないうちに終わるように、比較的少なめの回数にすることが多く、とくに骨の痛みを和らげる場合には、1回ですむこともあります。

表1　放射線治療の目的による「線量」や「治療期間」の違い

放射線治療の目的	放射線の量	治療回数	治療期間
がんの完治	60 〜 70グレイ程度	30 〜 35回程度	6 〜 7週間程度
手術後の再発を防ぐ	50グレイ程度	25回程度	5週間程度
症状を和らげる	30グレイ程度	10回程度	2週間程度

※放射線の単位については**Q10**☞41ページ参照

※上記の線量は目安で治療のやり方によって変わってきます

Q5 放射線治療はからだに悪くないですか。

1 放射線による悪影響（副作用）について教えてください。

A 放射線治療によるからだの正常な部分への悪影響は、治療中から終了後数か月までの影響と、数か月以降に起こる影響に分けられます。いずれも照射した部分にある臓器への影響が原因で起こる変化です。症状や程度は照射部位とその範囲、放射線の量や種類によって異なり、抗がん剤の併用の有無や、患者さんの年齢、全身状態も影響します。

解説　放射線でがんが治ることと悪影響が生じることは、実は同じメカニズムにより起こります。細胞の核にある染色体のDNAらせん構造に傷がついたり、切断されたりすることが主な原因です。両者をまとめて単に影響ということもあります。

　医学的には「身体的影響」と「遺伝的影響」とに分かれ、身体的影響はさらに「①急性影響（照射中〜照射後数か月以内）」と「②晩発影響（照射後おおむね6か月以上経てから起こる）」とに分かれます。

①急性影響

　放射線治療により、活発に分裂している正常細胞が傷つくことで起こります。しかし、傷ついた細胞や組織は元に戻ることができます（可逆的）（詳細は各Qで、記しておきましたので、必要に応じてそちらを参照してください）。

　通常、症状は放射線治療開始後2〜3週間以上経過してから生じます。いずれも照射範囲に限って起こる変化です。これらの影響は、それぞれの組織でその線量以上でないと起こらない最低線量（しきい値）があります。一般的に、①活発に分裂・増殖する、②分裂・増殖する期間が長い、③幼若・未分化な組織であるほどしきい値が低くなる（放射線の影響を受けやすくなる）傾向があります。

　急性影響の症状は、照射した放射線の量や照射範囲、抗がん剤（**Q13**☞82ペ

ージ参照）併用の有無、併存疾患や服用薬によっても異なり、個人差もあります。放射線腫瘍医は可能な限り悪影響を起こさないように放射線治療計画（Q12-2☞72ページ参照）を作成しますが、病気を治すためには悪影響が避けられない場合もあります。これらの症状が生じた場合はすみやかに担当医に相談してください。

②晩発影響

　照射後数か月以上たって生じる影響のことです。組織の局所的影響、二次発がん、寿命短縮、胎児への影響などがあり、多くは非可逆的（元には戻らない）です。これらは照射体積によって異なり、各臓器への投与線量が一定の値を超えた時に生じます。

　放射線治療の部位による影響についていくつかの例を以下に挙げます。影響の出方は放射線の種類や照射のしかたによって大きく違います。いずれも照射された部分に限って起こる変化です。

・皮膚：通常照射開始2〜3週間後から照射された部分の皮膚が日焼けしたような状態になることがあります。表面が赤みを帯び、熱感を伴ってかゆくなり、脱毛が生じます。場合によってはヒリヒリ痛くなることもありますが、影響の出方には個人差があります。強めの日焼け、または軽いやけどのような変化ととらえてください。

・眼球（水晶体）：約5グレイ以上被ばくすると、6か月以上経ってから白内障が発症します。視力低下から失明にまで至る場合もありますが、現在は眼科で人工水晶体と交換すれば、視力はある程度回復します。

・脊髄：水晶体が約50グレイ以上被ばくすると放射線脊髄症（被ばくした脊髄より下の部分の麻痺）が起こることがあります。それを避けるために放射線腫瘍医はそれ以下の線量に抑えるように治療計画を立てます。とくに再照射などの場合、注意が必要です。

・肺：急性影響としての放射線肺炎、晩発影響としての肺線維症があります。肺に照射を受けた後で、長引く空咳、息苦しさ、胸痛や発熱などが出現した場合、放射線肺炎の可能性を考えます。ある種の薬剤併用により、放射線肺炎発症が助長される場合があります。

・生殖腺（女性は卵巣、男性は精巣）：放射線に弱く、影響が出やすい臓器です。小線量であれば一時的不妊ですみますが、約7グレイ以上被ばくすると男女とも永久不妊となります（Q5-3☞23ページ参照）。放射線治療後にお子様を望

む場合は、担当医に相談してください。

照射による発がんの可能性

　放射線被ばくによる発がんは重大な問題で、みなさんも気になる点だと思います。放射線により発がんする可能性はありますが、その確率はタバコや不健康な食生活、発がんウイルス感染などと比較するとかなり小さく、ヒトにおける正確な発生率はわかっていません。既存の実験データはマウスなどのものであり、動物種が違うと感受性（放射線の影響の強さ）も異なるため、ヒトにはそのまま当てはまりません。発がんには、「全身（外部・内部）被ばく」によるものと「局所被ばく」によるものがあります。

　放射線の全身被ばくによる発生が明らかになっているがんには白血病、甲状腺がん、乳がん、肺がんなどがあります。白血病は潜伏期が短く最短2年で発症し、中間値は約8年です。それ以外の腫瘍はほとんど潜伏期10年以上、中間値16 〜 24年です。なかでも甲状腺がんは10歳以下の小児で発生頻度が高く、しきい値が低い（20ミリシーベルト）とされています。被ばくにより生じる甲状腺がんは悪性度の低いものが多く、致死率は高くありません。

　数十年前には「被ばく」や「障害」の概念があまり意識されていなかったので、照射により二次発がんが起こることもまれにありましたが、近年の放射線治療では、がんの部分に限定して放射線を照射しますので、放射線治療が原因となる発がんのリスクは極めて少ないと考えてよいでしょう。

免疫能の低下に関して

　放射線治療と並行して、免疫系パラメーターを経時的に測定したデータはあまり多くないため、はっきりしたエビデンスはありません。一般的に、照射によって免疫能が低下することはほとんどありません。

　しかしながら以下のような場合、照射目的・照射範囲・照射線量により、放射線治療が原因で免疫能の低下する可能性を否定できません。

①全身照射

　造血器系疾患治療における骨髄移植の一環として、全身に放射線を照射する「全身照射」という照射法があります。この治療の目的は、残存する腫瘍細胞を制御することと、骨髄移植に対する生体の拒絶反応を防ぐため、全身的な免疫能を低下させることです。しかも「免疫抑制剤」という薬剤も併用します。この治療の場合は、明らかに免疫能が低下しますが、それは免疫能低下を目的とした治療法だからです。

②特に脊椎を含む広範囲な照射

　白血球の１種である「リンパ球」が減ってくると免疫能が落ちます。血球（赤血球・白血球・血小板）は骨の内部にある骨髄で造られます。成人では胸骨、胸腰椎、骨盤骨、大腿骨で造血が可能です。

　これらの骨を含む照射範囲で、ある程度以上の線量を照射する場合、白血球の産生が低下し、免疫能の低下する可能性があります。

③それ以外の照射

　①と②以外は照射によって免疫能が低下する可能性はほとんどありません。

　たとえば乳房温存手術の術後照射の場合、「接線照射」といって肋骨の外側の乳房だけ照射するような照射範囲になります。放射線皮膚炎や、まれに放射線肺炎が発生する可能性はありますが、椎体にはまったく照射されないため、免疫能が低下することはほとんどありません。

　ただし、栄養状態、手術や化学療法等により免疫能の低下するリスクはありますので、少しでも不安があれば遠慮せず主治医に聞いてください。

2　家族や周囲の人に影響はありませんか。

　A　放射線治療のほとんどを占める外部照射では、放射線は照射の時、瞬時にからだを通り抜けます。放射線そのものがからだに残ることはないので、家族や周囲の人への影響はありません。小線源治療の線源が体内に残っている場合、RI内用療法（標的アイソトープ治療）ではからだから放射線が出ますので、注意を守って周囲への影響を避けましょう。

解説　からだを通過する場合

　放射線治療で最もよく使われる高エネルギーエックス線は光などの波の仲間、すなわち電磁波の一種です（**Q10**☞40ページ参照）。リニアック（直線加速器）から発生する高エネルギーエックス線は、病巣に向けて多方向から正確に照射され、瞬時にからだを通り抜けます。放射線でがんを治すことができるのは、がん細胞の細胞分裂を止めて死滅させるからです（**Q9**☞32ページ参照）。放射線がからだを通過すると「細胞分裂を止める影響」はからだに残りますが、放射線そのものがからだに残るわけではありません。このため、放射線治療を受けた患者さんから、家族や周囲の人が影響を受けることはありません。

陽子線や重粒子線も同様です。

体内に留置される場合

小線源治療のうち、前立腺がんの永久挿入療法（シード治療）（**Q21-3** ☞ 163ページ参照）では、放射線を放出する線源（シード）が体内に永久的に留置されます。線源内のラジオアイソトープから出てくる放射線は弱く、その量も時間経過とともに、どんどん減っていきます。このため家族や周囲の人への放射線の影響はごくわずかで、安全性が確認された範囲内です。しかし、線源の留置直後は周囲への影響が一番強い時期ですので、医師の指示を守ってください。

また、RI内用療法（標的アイソトープ治療）（**Q11-8** ☞ 66ページ）の場合も、体内にラジオアイソトープが投与されますので、家族や周囲の人への影響を考慮する必要があります。治療を受けた人の糞尿や体液（汗、唾液、血液、精液など）にラジオアイソトープが出てきます。これらに直接触れないようにし、触った場合には水で洗い流します。周囲への影響は、投薬後、時間の経過とともに一定の周期で半減し、ヨウ素（125I）なら半年で1/8、1年で1/64となります。また、治療時に妊娠していないこと、治療後一定期間は妊娠を避けること、授乳しないことなどの注意も必要です。注意事項の詳細は放射線腫瘍医にたずねてください。

3 妊娠や出産に影響はありませんか。

A 男女とも、照射部位が下腹部（卵巣や精巣）から離れていれば、生殖にほとんど影響は及びませんが、影響がまったくないわけではありません。とくに妊娠可能年齢の女性は注意が必要ですので、不安な患者さんは担当の放射線腫瘍医にたずねてください。

解説

女性の場合

妊娠可能年齢の（月経がある）患者さんは要注意です。卵巣（女性の下腹部の左右に2つ）に放射線が照射された場合、線量によっては不妊が生じます。妊娠可能年齢で出産を望む女性が放射線治療を受ける場合、卵巣を別の場所に移動させたり、卵子の凍結保存などの方法があります。

1. 不妊となる線量

　卵巣に約0.65グレイの照射をすると一時的不妊が生じます。6～7グレイ（放射線治療3～4回分）で永久不妊になります。一般的に若い女性のほうが年配の女性よりも被ばくに強い傾向があります。同じ線量を被ばくして40代の女性が不妊になっても、20代の女性は妊娠可能な場合もあります。赤ちゃんを望む患者さんで、下腹部に照射が必要な場合、卵巣を別の部位に移植する方法もありますので、放射線腫瘍医に相談してください。

2. 妊娠の時期による影響の違い

　妊娠による影響は以下の3つの時期に分かれます。いずれも胚や胎児に照射された場合の影響です。

a. **着床前期（受精後約0～10日）**：この時期は胎児になる以前の「胚」の段階です。約100ミリシーベルト（エックス線の場合は0.1グレイ）以上胚に被ばくすると、胚はそのまま正常に発育する場合と、死亡して自然に流産する場合があります。

b. **器官形成期（受精後約10日～8週間）**：この時期には胎児のからだの器官が形成されます。約100ミリシーベルト以上被ばくすると、胎児に形態や機能のさまざまな異常が生じます。

c. **胎児期（受精後8週以降）**：この時期は胎児のからだが大きくなります。死産、形態や機能の異常の発生頻度は減りますが、発育遅滞（からだが大きくならない）、精神発達遅滞（知能の発達が遅れる）、発がんなどのリスクが上昇します。

　ただし、これらのデータは動物（主としてマウス・ラットなど）実験の結果をもとに作成されており、人間に関してそのまま当てはまるかどうかは確定していません。もし、照射中に妊娠がわかった場合は、担当の放射線腫瘍医に相談してください。

男性の場合

　男性も女性と同様、生殖器（精巣〈睾丸〉）に被ばくすると不妊を来します。男性の場合は女性よりも低い線量（0.1グレイ程度）で一時的不妊が生じるとされています。永久不妊となる線量は、女性と同様6～7グレイといわれています。子どもを望む男性が精巣（睾丸）に照射を受ける場合は、精子の凍結保存などの方法があります。照射によって精子に傷害が起こることはあっても、勃起・射精能力に、短期間のうちに異常を来すことは通常ありません。前立腺の組織内照射の場合も、通常不妊にはなりません。ただし、刺入（☞65ページ参照）後24時間以内は幼少児、妊婦などの至近距離に近づかないように心がけてください。

Q6 放射線治療の費用はどれくらいかかりますか。粒子線治療の費用や高額療養費制度、先進医療などについても教えてください。

A 放射線治療の費用は使う放射線の種類や治療方法、治療の回数で決まります。外部照射でかかる費用は、治療の準備と日々の治療に関わるものに大別され、治療法の複雑さに応じて費用は変わります。最終的な支払いは健康保険の負担割合で決まります。

解説 ## 費用は治療方法で変わる

　一般的な放射線治療の費用は、治療計画（Q12-2☞72ページ参照）の費用としての**治療管理料（管理料）**と、日々の治療料が主体になります（表1）。費用は治療の方法（複雑さ）で決まり、**外部照射**（Q11☞50ページ参照）か**小線源治療**（Q11-7☞65ページ参照）かで大きく異なります（表1）。また、外部照射のなかでも**定位放射線治療**（Q11-2☞53ページ参照）や**全身照射**（Q23-4☞186ページ参照）などは、管理料と治療料を合わせた定額で設定されています。さらに外部照射のなかでも**粒子線治療はまったく異なる費用体系**になります。

　外部照射では途中で治療方法を変更することがありますが、その場合にも管理料がかかります。なお、2つの異なる部位を同時に治療する場合、2つ目の部位の費用は半額になり、同じ部位を1日2回治療する場合は2回分の費用になります。また、治療全体が1〜数回で終わる場合（骨への転移の治療に多い）、治療全体で80,000円（3割負担で24,000円、1割負担で8,000円）ですむこともあります。

注：費用はいずれも2020年10月の本書発刊時点のもので、制度改訂などにより変更となる可能性があります。

かかる治療費の例

　たとえば、表1①の方法で10回の治療では、「管理料27,000円＋10回分の治療料8,400円×10＝111,000円」となり、④の方法で35回の治療では「管理料50,000円＋35回分の治療料30,000円×35（1,050,000円）＝1,100,000円」となります（3割負担では330,000円、1割負担では110,000円）。このほかに別途必要な検査、投薬の費用などがかかります。

表1　治療管理料と治療料（2018年度改定）

外部照射	管理料	治療料
① 1方向または対向方向での治療	27,000円	8,400円
② ①③以外の方法での治療	31,000円	13,200円
③ 4方向以上での治療	40,000円	18,000円
④ 強度変調放射線治療（Q11）	50,000円	30,000円
特殊な治療		
リニアックでの定位放射線治療（Q10、11）	630,000円	
ガンマナイフでの定位放射線治療（Q10、11）	500,000円	
全身照射（Q23）	300,000円	
小線源治療		
腔内照射（Q11）	31,000円	100,000円
組織内照射（Q11）	40,000円	230,000円
前立腺がんのヨウ素125永久挿入療法（Q21）	486,000円	

＊全額自己負担の場合の金額です。支払い額は健康保険の負担割合（3割、1割など）によって決まります。

表2　主な加算（2018年度改定）

管理料に加算	
放射線治療専任加算	3,300円
日々の治療料に加算	
外来放射線治療加算	1,000円
1回線量増加加算	
前立腺がん	10,000円
乳がん	4,600円
画像誘導放射線治療加算	
体表面の位置情報によるもの	1,500円
骨構造の位置情報によるもの、小線源治療時	3,000円
腫瘍の位置情報によるもの	4,500円
呼吸性移動対策加算	1,500円＊

＊定位放射線治療では、呼吸性移動対策の方法によって、5万円あるいは10万円の加算（治療全体で1回）

＊全額自己負担の場合の金額です。

また、管理料と治療料に加え、一定の基準を満たしている施設では加算があります（表2）。十分な経験をもつ放射線腫瘍医、診療放射線技師、放射線の精度を管理する専任の技術者、専任の看護師などの専門スタッフが常勤し、放射線治療を行うための十分な体制がとられている場合などが該当します。

　また、前立腺がんや乳房温存術後の放射線治療では1回の線量を増やすことで治療全体の回数を減らすことが可能ですが、その場合も加算が付くことがあります。また、放射線治療の際に画像情報を用いて位置を確認した場合にも加算があります。このほかに一定の基準を満たした施設では、医療機器安全管理料として11,000円（治療全体で1回）が加算されます。また、脳や頭頸部の治療で専用の固定具を作る場合には10,000円がかかります。

　小線源治療（Q11-7 ☞65ページ参照）では、線源の種類、挿入（留置）方法によって管理料と治療料が決まります（表1）。このほかに使用した線源の費用があり、子宮頸がんの腔内（くうない）照射などで使われる高線量率イリジウム線源は約20万円、前立腺がんの永久挿入治療のヨウ素125線源は1本6,300円です。また、ラジオアイソトープを体内に投与して治療するRI内用療法（甲状腺がんのヨウ素内用療法、前立腺がんの骨の転移に対するラジウム治療など）では薬剤料と管理料がかかります（表3）。治療後4か月は毎月、放射線治療医の診察を受けることが推奨されており、診察の際には管理料がかかります。

表3　**主な内用療法の費用（2018年度改定）**

薬剤費		管理料
ヨウ素131		13,900円
1,100MBq（メガベクレル）＝30mCi（ミリキュリー）	45,360円	
1,850MBq（メガベクレル）＝50mCi（ミリキュリー）	68,040円	
塩化ラジウム226		26,300円
治療1回あたり	684,930円	

　なお、小児の場合には年齢に応じて治療料が割増されます（新生児：80％増、3歳未満の乳幼児〈新生児を除く〉：50％増、3歳以上6歳未満の幼児：30％増、6歳以上15歳未満の小児：20％増）。

粒子線治療

　粒子線治療（陽子線あるいは重粒子線による治療）は骨軟部腫瘍（がん）、頭頸部がんの一部、前立腺がん、小児がんで保険適用となります。費用は準備から治療までが一括で設定されており、前立腺がんの場合で1,100,000円、それ以外で1,875,000円です。加算として、専門家からなる治療適応の判定に関する体制が整備されている施設では400,000円、また、治療の際に精度を十分に確認している施設では100,000円がかかります。すなわち多くの施設の合計は、前立腺がんの場合は1,600,000円（3割負担では570,000円、1割負担では160,000円支払）、それ以外では2,375,000円（712,500円、1割負担では237,500円支払）になります。

　上記の病気以外で粒子線治療を受ける場合には**先進医療**あるいは**臨床試験**となります。先進医療とは、将来的に公的医療保険に適用するかどうかを判断するために厚生労働大臣が認定する新しい医療技術のことです。先進医療は粒子線の種類や治療部位、施設によって多少異なります。治療費全体（自己負担分）で2,400,000 〜 3,500,000円程度です。なお、臨床試験では治療費用の負担がないこともあります。費用の詳細については各施設に確認してください。

高額療養費制度

　公的医療保険では各人の負担割合に応じた金額を窓口で支払うことになります。医療機関や薬局の窓口で支払った自己負担額が、暦月（月初めから終わりまで）で限度額を超えた場合に、その超えた金額を支給する制度があり、**高額療養費制度**と呼ばれます。この制度では世帯内の負担額を合算できます。手続きなどの詳細については、受診している医療機関やお住まいの自治体窓口に確認してください。

Q7 | 放射線治療はどれくらいの日数がかかりますか。

A 1回（1日）で終わるものから1か月以上かかるものまであります。放射線腫瘍医の診察によって最適な治療回数が決まります。

解説 **1日1回、週5回が一般的**

放射線治療は1日1回、週5回（平日のみ）行うのが一般的です。治療全体では1回で終わるものから30回以上行うものまであります。週5回の治療ですから30回行うには6週間かかることになります（表1）。

治療の回数は、放射線腫瘍医が診察を行い、病気の種類や状態、治療の目的などから最も効果的な治療方法を検討して決定します。早期がんなら少ない回数で済み、進行がんには多い回数が必要ということではありません。また、回数が少ないから効果が低い、多いから治るということではありません。

なお、病気によっては1日2回（午前と午後）で週10回行うことや、1日1回の治療でも週3回や2回で行うこともあります（表1）。

表1 放射線治療回数の例

週5回の例

月	火	水	木	金	土	日
治療	治療	治療	治療	治療		

1日2回の例

月	火	水	木	金	土	日
午前：治療 午後：治療	午前：治療 午後：治療	午前：治療 午後：治療	午前：治療 午後：治療	午前：治療 午後：治療		

週3回の例

月	火	水	木	金	土	日
治療		治療		治療		

週2回の例

月	火	水	木	金	土	日
	治療			治療		

Q8 | 放射線治療中も普通に生活できますか。

A ほとんどの患者さんは、放射線治療を始める前と同様の生活を送ることができます。ただし、放射線治療の範囲や方法、ほかの治療方法との組み合わせにより、体調が変化する患者さんもいます。こうした変化が出たら、放射線腫瘍医による安静や投薬の指示に従ってください。くわしくはQ15☞91ページを参照してください。

解説 放射線治療は通院でも可能

ほとんどの放射線治療は、外来通院での治療が可能です。日々の通院や放射線の影響によって、疲れを感じる場合もあります。適度な運動は必要ですが、治療期間中は無理をせず、からだを休めましょう。十分に睡眠をとり、規則正しいバランスのとれた食事を心がけましょう。そして、予定どおりに放射線治療を続けられるよう、体調を整えましょう。

なお、もともとの病気が原因で体調がすぐれない場合や、薬物療法などほかの治療方法との組み合わせによる悪影響が予測される場合には、入院して放射線治療を受けることもあります。くわしくは**Q12-5**☞77ページを参照してください。

食欲について

治療部位によって、食欲不振が起こることがあります。腹部や脳などの放射線治療では、軽いむかつきや、何となく食欲が減り、食事がすすまない場合があります。こうした場合でも、ほとんどは一時的で、治療後数週間で自然に治りますが、放射線腫瘍医の診察を受けて、薬を処方してもらうなどして対処してください。食欲がない場合は、無理にたくさん食べようとせず、消化のよいものを少しずつとってください。

また、口やのど、食道など放射線治療の部位によっては、粘膜のただれが食欲を低下させる場合もあります。辛いもの、熱いものといった刺激物や、粘膜を傷

つけやすい揚げ物などの硬いものは、避けるようにしてください。くわしくは Q15-1 ☞91ページを参照してください。

放射線が当たった部分の皮膚についての注意点

　放射線治療を受けている場所の皮膚は、目で見えなくても細胞レベルで変化が起きています。傷が治りにくくなったり、感染症の原因となることがあるので、放射線が当たっている部分をひっかいたり、衣服で強くこすれることがないように注意してください。念のため、爪は短く切ってください。また、塗り薬や貼り薬、市販の化粧水などは、前もって担当医の確認をとってから使ってください。

Q9 | 放射線治療は、なぜがんに有効なのですか。

A 「放射線治療」についてはさまざまな情報が報道されており、どの情報が正しいかを見極めるのに困っている患者さんも多いと思います。少し難しいかもしれませんが、放射線治療が有効である理由をきちんと知っておくことは、多種多様な情報に流されずにがんを治療していくために重要なことです。

放射線の細胞への影響とその影響を左右するメカニズム、正常組織の細胞への影響をできるだけ抑えつつがん細胞を死滅させるために行われている実際の放射線治療のやり方、がんだけではない放射線治療の適応疾患について紹介することで、がんに放射線治療が効くことを明らかにしていきます。

1 放射線治療でどのようにがんが治るのですか。

A がん細胞の遺伝子に傷をつけて、がん細胞を死滅させるからです。

 放射線の人体への働き

がん細胞であるか、正常細胞であるかにかかわらず、細胞の核の中には染色体があり、その中には生存のために必須の遺伝子を含むDNAがあります。DNAは「からだの設計図」ともいうべきものですが、細胞に放射線を当てるとDNAが傷つき、修復できない細胞は死んでしまいます。

放射線は直接DNAを傷つけるだけではありません。細胞内の酸素などに働きかけて（活性化させ）、DNAを傷つける力を強くします。この活性化した酸素を活性酸素といい、正常な細胞にも働きかけて健康を損ない、老化を進める要因としてもクローズアップされています（図1）。

図1 放射線がDNAを破壊するしくみ

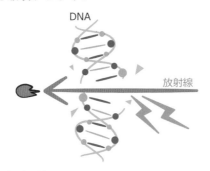

放射線が直接DNAを破壊する。

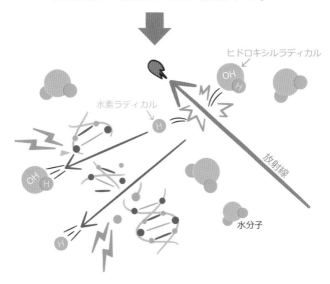

放射線が水分子を分解し、
分解された水が水素ラディカルと
ヒドロキシラディカルとなり、
そのラディカルがDNAを破壊する。

　DNAに傷がつくと、この傷の存在を細胞自身が感知し、細胞は分裂速度を遅くしたり止めたりし、その間にDNAの傷を修復しようとします。しかし、すべての傷を元通りに修復できるのではなく、あまりにも傷が大きすぎると、修復不可能であったり、不完全だったりします。修復不可能な場合には、ほとんどの細胞は生き続けることができずにやがて死んでいきます。他方、このなかで何とか生き残れた細胞や不完全に修復された一部の細胞は「異常な細胞」として残りますが、この異常な細胞もやがてはみずからの異常性を感知して自滅させる信号を出し、最終的には生き残れない場合が多いといわれます。

　したがって、修復不可能なDNAの傷や、不完全にしか修復されていないDNAの傷をもった細胞がすべて死んでいくためには、ある程度の期間が必要で、放射

線治療が終了した直後の時点ではまだ完了していません。放射線治療が終了した日ではなく、1か月ほど経過してから検査をすると、治療部位への効果が最もはっきりとすることが多いのはこのためであろうと考えられています。

DNAの修復力が大きい正常細胞

　少量の放射線を照射してしばらく時間を置くと、細胞のDNAの傷が少しずつ修復してきます。DNAは「二重らせん」といわれるように、2本のひもをより合わせた形をしていますが、エックス線では、DNAの二重らせんのうち1本だけを断ち切ることがほとんどであり、2本を断ち切ることはごくわずかです。DNAには壊れた部分を修復する働きが備わっていますので、時間が経てば放射線によるDNAの傷は修復されるのです。

　しかも、さきほど解説したように、正常な細胞はがん細胞に比べてかなり速いスピードでDNAの傷を修復することができます。そこで、正常な細胞は少し修復するものの、がん細胞はほとんど修復できない程度の時間を置いて少量の放射線を繰り返し照射すると、照射と照射の間にも正常組織は少しずつ修復していきますので、最終的には、がん細胞が受ける傷に比べ、正常組織が受ける傷は少なくてすむというわけです。

　また、放射線照射によってがんの塊の表層の細胞が壊れると、それまで血管が届いていなかった塊の奥のほうまで血管が伸びやすくなります。すると、低酸素状態にあるために放射線が効きにくかった塊の奥にあるがん細胞に供給される酸素の量が増え、少しずつ放射線に反応しやすい状態になります。表層の細胞を少しずつはいでいくことで、がんの塊の芯の部分まで破壊することができるのです。

　以上のような理由で、多くの放射線治療が一度の放射線照射では終了せず、何日かに分けて照射されています。

放射線の種類

　放射線とは、厳密には物質に働きかけるエネルギーのことを指し、さまざまなものが含まれています。一般の放射線治療で使われているエックス線やガンマ線などは、波長のごく短い電磁波（エネルギーの大きな光子）で「光子線」と呼ばれます。ほかにも電子線や重粒子線と呼ばれる放射線もあります。

　世の中の物質はすべて、原子核とその周りを回る電子から成り立っています。たとえば、水素は水素原子核の周りを電子1個が回っている構造です。原子核が大きいほど、周りを回る電子の数も多くなります。この原子核と電子を別々にして、非常に高速にすると、強いエネルギーをもつようになります。電子を加速し

たものが「電子線」で、原子核を加速したものが「重粒子線」です。

　光子線と電子線は、細胞のDNAを直接傷つけるだけでなく、細胞内の酸素に働きかけて活性酸素を発生させ、DNAを傷つけさせます。このDNAへの傷の量は、「細胞のDNAへの直接効果が1："活性酸素"による効果が2」の割合となります。

　他方、陽子線、炭素線やネオン線などの重粒子線は、光子線のような光としての性質より、物質（粒子）としての性質を備えていて、「からだの中でまっすぐ進み、目的地で大きなエネルギーを出して止まる」という特徴をもっています。細胞のDNAへの傷は、そのほとんどがDNAを直接傷つける効果であり、活性酸素によるものはほとんど見られません。

2 放射線治療が効きにくいがん、効きやすいがんはあるのですか。

A 活発に活動し盛んに分裂する細胞ほど、放射線の影響を受けやすいので、速く大きくなるがんには効きやすく、ゆっくりと大きくなるがんには、効きにくい傾向があります。また、酸素が十分に行き渡っていないがん細胞にはエックス線は効きにくい傾向があります。

解説 速く大きくなるがんほど効きやすく、ゆっくり大きくなるがんには効きにくい

　細胞は生まれてから死ぬまでに何度か分裂を繰り返し、その数を増やしていきます。細胞分裂の周期は決まっており、「DNA合成準備期（G1期）」→「DNA合成期（S期）」→「分裂準備期（G2期）」→「分裂期（M期）」の順に分裂していきます。活発に活動し、盛んに分裂する細胞ほど放射線の影響を受けやすいので、放射線はDNA合成期初期と分裂期の細胞のDNAを傷つけやすくなります。

　がん細胞は正常な細胞よりも分裂のスピードが速く、放射線の影響を受けやすいため、放射線でがんを治療することができるのです。

　つまり、分裂がとても速く、どんどん大きくなるがん細胞に放射線治療をすると、放射線によるDNAの傷は増加し、効きやすくなります。一方、がん細胞でもゆっくりと分裂する、つまり、がんがゆっくりと大きくなる場合には、放射線によるDNAの傷は減少する、すなわち効きにくいことになるのです。

　またがん細胞ではなく、分裂が速い正常の細胞でも、放射線が当てられると

DNAの傷は増加します。実際の例では、悪性リンパ腫によってできたがんの塊や、もともとのがんがあった場所から転移してできた骨のがんの塊に放射線治療をする際には、「照射される範囲に含まれてしまう正常組織への悪影響を起こさない」とされる60〜66グレイまで照射する必要はありません。ともに分裂のスピードが速いため、悪性リンパ腫によってできたがんの塊と、転移してできた骨のがんの塊にそれぞれ30〜45グレイ程度の照射で十分に治療効果があるとされています。

酸素が放射線の効きを左右する

　酸素があると細胞はDNA合成が盛んになり、放射線を当てると発生する活性酸素の量も多くなります。そのため、酸素には放射線の効果を高める働きがあります。ところが、がん細胞が分裂を繰り返して増え、塊が大きくなるにしたがって中心部が酸素不足になり、ついには酸素がなくなり壊死を伴うようになります。つまり、塊全体に酸素が十分に行き渡らなくなり、その一部に酸素がないあるいは不足する部分が生じるのです。

　酸素がない部分にあるがん細胞は生きられないので、壊死します。一方、エックス線などの「光子線」を用いた放射線治療を行っている場合、酸素が不足する部分にあるがん細胞には活性酸素が十分に生じないために、放射線が効きにくくなるという問題も起こってきます。

　事実、がんの塊の中に酸素がないために発生する壊死組織が多く、酸素が不足する部位を多く含む悪性神経膠腫（膠芽腫）という脳腫瘍への放射線治療の成績はあまり芳しくなく、ほかのがん治療（手術、抗がん剤治療）と組み合わせた治療が行われるのが一般的です。

　また、ほぼ同じ部位に肺がんのある複数の患者さんへの放射線治療でも、同じ回数・量の放射線を当てているのにもかかわらず、がんの塊の小さい早期に治療された患者さんのほうが、塊の大きい進行した状態で見つかった患者さんよりも塊は消えやすくなります。

③ 正常な部分に影響はないのでしょうか。

A 正常な細胞も放射線の影響から免れることはできませんが、がん細胞に比べてかなり速いスピードでDNAの傷を修復することができるので、少量の放射線を繰り返し照射した場合には、照射と照射の間に正常組織は少しずつ修復します。最終的には、がん細胞が受ける傷に比べて、正常組織が受ける傷は少なくてすみます。

解説 **正常組織へのダメージを抑える工夫と、抑えなくてもいい場合**

　正常な細胞も分裂していますから、放射線の影響から免れることはできません。また、がん細胞と同じように、分裂が速い正常な細胞（たとえば、白血球、消化管の粘膜、精子細胞や卵細胞のような生殖細胞など）は、放射線が引き起こすDNAへの傷をかなり受けやすいものです。

　そのため、体の奥の広い範囲に放射線治療を受ける患者さんでは、時折り採血をし、血中の白血球数に異常な減少がないかを確認します。さらに、放射線を当てる部分にどうしても消化管や生殖器が含まれる場合には、ほかの正常組織よりも悪影響が出やすいので、できる限り少量の放射線を当てていく工夫がなされます。大量の放射線を当てれば、がん細胞を治療する力も強くなりますが、正常な細胞も同じように傷つきます。

　正常組織への影響を最小限に抑え、かつがんを効果的に治療するため、現在行われている多くの放射線治療では、放射線を何度にも分けて照射する方法が採用されています。一般的な放射線治療でよく行われているのは、「1日1回、週5回（平日）」のように分けて照射するものです。

　一方、手術によって正常組織が照射範囲にできる限り入らないようにし、照射範囲のほとんどが病巣部になるようにしてから放射線を照射する「術中照射」と呼ばれる照射法があります。この場合には、正常組織への放射線による影響をほとんど考える必要がないため、がん細胞にDNAの傷を修復するための時間を与えないように、1回で必要な放射線量をすべて照射します。

放射線治療はがん以外の病気にも効くのですか。

 良性の腫瘍や血管の異常などにも有効です。

 ## 悪性腫瘍と良性腫瘍

何かの刺激によって突然変異を起こし、無限に分裂を繰り返すようになった細胞を腫瘍細胞といい、腫瘍細胞が集まってできた塊を腫瘍といいます。細胞が無限に分裂を繰り返すので、腫瘍は周りの正常組織に広がる性質があります。腫瘍のうち、転移するものを悪性腫瘍、転移しないものを良性腫瘍といい、「がん」はこの悪性腫瘍を指します。

腫瘍細胞の分裂のスピードが正常組織の細胞よりも速い場合には、照射によるダメージは正常細胞よりも腫瘍細胞のほうが大きくなり、腫瘍を破壊できるはずです。この考え方に基づいて放射線治療が行われる良性の病気に、翼状片、ケロイド、バセドウ病による甲状腺眼症があります。

さまざまな良性腫瘍

翼状片

眼球の一番外側の角膜と、まぶたの一番内側の結膜との境界にある細胞が、何かの刺激で盛んに分裂を繰り返すようになり、結膜などの膜が充血してぶ厚くなり、角膜の上をはって、角膜の中央に向かってゆっくりと伸びていく病気です。視力が低下したり、乱視になったりします。

ケロイド

ニキビやケガのあと、ピアスの穴などにできるあざがはれたものです。周りに広がり、かゆみや痛みを伴うこともあります。手や足にできたケロイドは、あまりひどいと皮膚がつっぱり、動かしにくくなることもあります（**Q25-3** ☞201ページ参照）。

バセドウ病

甲状腺の働きが異常に高くなっている状態です。眼球が入っている頭蓋骨のくぼみの中にある眼球を動かす筋肉がぶ厚くなり、くぼみの中の眼球の外側の組織がはれ、目がとび出したり、痛くなったり、涙が止まらなくなったり、目がまぶしくなったり、物が二重に見えたりします。

これらの良性の病気には、悪性腫瘍の放射線治療時に当てる放射線の量よりも少なめの放射線を当てるだけで効果が出ることが多いです（**Q25-2**☞200ページ参照）。

異常血管（血管腫、動静脈奇形）

　血管が異常に増えて塊になった状態（血管腫）や、動脈から毛細血管を経由しないで直接静脈につながり塊となった状態（動静脈奇形）にも放射線治療が行われます。正常の細胞よりも腫瘍細胞へのダメージをより強くして塊を治療すると同時に、異常な血管を閉塞して出血しやすい塊からの出血を防ぎます（**Q25-4**☞203ページ、**Q25-5**☞205ページ参照）。

脳腫瘍

　脳腫瘍は、ごく一部を除いて転移するものはなく、良性腫瘍と見なすことができます。しかし脳は頭蓋骨という硬い入れ物で完全に包まれて守られているために、脳腫瘍が周りの正常な脳組織に広がり、大きくなると、頭蓋骨の中の圧力が高くなります。そして正常な脳組織、なかでも心臓の動きや呼吸を制御している中枢の脳幹部が圧迫されて、突然心臓が止まったり、突然呼吸ができなくなり、患者さんが急死する場合もあります。このような事態にならないように、脳腫瘍は積極的に治療しなければならず、放射線治療も主な治療法の1つとなっています。そのため、脳腫瘍は「がん」とは呼ばれませんが、放射線腫瘍医が対応すべき悪性な腫瘍と見なされています。

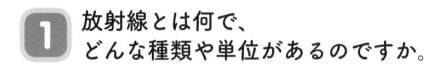

Q10 治療に使う放射線の種類と装置について教えてください。

1 放射線とは何で、どんな種類や単位があるのですか。

A 放射線とは電波のような目には見えない光（エックス線、ガンマ線）や、速く飛ぶ小さな粒（ベータ線、電子線、陽子線、炭素線など）のことです。たくさんの種類がありますが、がん治療によく使われるものはエックス線、ガンマ線、電子線、陽子線です。放射線治療でよく聞くグレイ（Gy）やベクレル（Bq）は単位です。

解説 放射線の種類と単位

　放射線は特別な存在ではなく、私たちの身の回りに普通にあります。宇宙や地面、建物からも自然由来の放射線が放出されています。私たちはほんの少しの量ですが、いつも自然に放射線を浴びているのです。

　放射線は、大きく「粒子」と「電磁波」に分けられ、粒子の放射線は電荷の有無などでさらに細かく分類できます。波の性質のものは、光と同じ電磁波であり、目には見えない範囲のものを使用します。

図1 放射線の種類

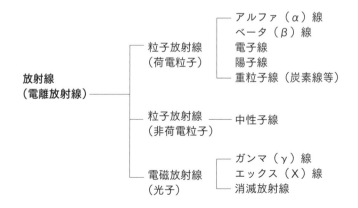

放射線の単位

グレイ（Gy）とは吸収線量といい、放射線が「物」に当たった時にどのぐらいのエネルギーを落とすかの単位（1キログラム中、何ジュールのエネルギーが与えられたかを表す）です。放射線の種類に関係なく使用できます。

シーベルト（Sv）は実効線量といい、放射線が「人間」に当たった時にどのような健康影響があるのかを評価するための単位です。放射線の人間への影響を考える場合、受けた放射線の種類、放射線を受けた部位などによってその度合いが異なることから、吸収線量だけでは健康影響を評価することが困難です。そこで、臓器ごとの吸収線量などから計算式を使って実効線量の値を求めます。

ベクレル（Bq）は、1秒間あたりに放射性物質の原子核が変化する量（量／秒）を表しており、放射性物質に関する単位の1つです。この変化を壊変といい、放射性物質が壊変する際には放射線を出すことから、放射線を出す能力（放射能）の強さを表す数値としても使われています。一般的に、Bqは放射性物質の量や濃度を示す値として使われます。

表1 放射線治療で用いられる単位

単位	概要
Gy（グレイ）	放射線が物に当たった時の量
Sv（シーベルト）	放射線が人間に当たった時の量
Bq（ベクレル）	放射性物質の量や濃度を示す

2 放射線治療にはどの放射線を使うのですか。

A 放射線治療に使われる放射線には、エックス線、電子線、陽子線、重粒子線、ガンマ（γ）線、ベータ（β）線、アルファ（α）線などがあります。外部照射、内部照射（小線源治療）、粒子線治療、内用療法など治療法により使用する放射線の種類は異なります。

放射線の使い分け

　治療法や病気の位置により使用する放射線の種類は異なります。放射線の種類によってからだを通り抜ける厚さや、腫瘍に与えるエネルギーが異なるためです。

　放射線治療の多くは「外部照射」といい、からだの外から腫瘍に放射線を当てます。外部照射に使用する放射線の多くはエックス線が選ばれます。エックス線はエックス線検査やCT検査にも使用しますが、治療の場合はよりエネルギーの高いエックス線が用いられます。使用するエネルギーは、からだの表面から腫瘍までの距離により適正なものが選ばれます。電子線はエックス線に比べ体内を進む距離が短いため、からだの表面に近い腫瘍に多く用いられます。

　陽子線や重粒子線は陽子や重粒子（炭素）を特別な装置を用い加速して照射します。これらの粒子は、体内のある深さにおいて急激に線量が増加し、狭い部分に高い線量を与える性質をもっています。そのため、腫瘍の位置にエネルギーを集中させて、正常組織への線量を抑えることができます。重粒子線は通常のエックス線では効きにくい腫瘍などに多く利用されているのです。

　ベータ（β）線やガンマ（γ）線は放射性物質を構成する原子核が壊変（崩壊）する際に生じるもので、内用療法（標的アイソトープ治療）、内部照射（小線源治療）に主に用いられます。内用療法では、病巣によく集まる放射性物質を体内に投与し、ベータ線で治療します。

図2　**放射線の種類による体内の到達度の違い**

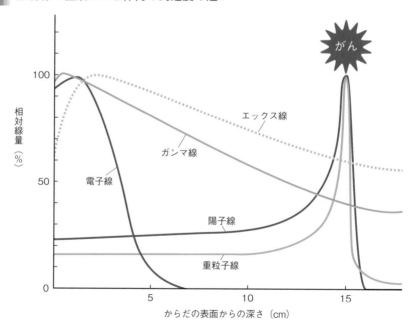

くわしくは**Q11-7**☞65ページで説明しますが、小線源治療では、主にガンマ線を放出する物質を金属に埋め込んだ針やカプセル（密封小線源<ruby>しょうせんげん</ruby>）を、病気の組織に直接挿入し内部から放射線を当てます。針やカプセルを病巣に直接挿入することにより、周囲の正常組織の被ばくを極力抑えながら病巣に大量の放射線を照射することが可能となります。

どのような放射線を用いるか、どのような治療法で行うかは、放射線腫瘍医が適切に判断します。

3 放射線治療にはどのような装置を使うのですか。

A 一般的な放射線治療には、リニアック（ライナック、直線加速器）で発生させたエックス線が用いられます。患者さんは装置に付属するベッドに寝て治療を受けます。粒子線治療ではサイクロトロンやシンクロトロンといった大型の加速装置を使い高度な技術を要するので、治療ができる施設は限られています。

解説 ▶ **リニアック（直線加速器）**

放射線には、原子核の壊変により発生するもの、宇宙から注ぐような自然に発生するもの、人工的に発生させるものが存在します。放射線治療に用いる放射線は人工的に発生させるものがほとんどです。

一般的に治療に用いられるエックス線や電子線は、リニアック（ライナック）から発生させます。

この装置は高周波を当てて電子を加速し、必要なエネルギー量まで高めます。加速された電子は、陽極（ターゲット）と呼ばれる部分と作用し、エックス線を発生させます。放射線の出口にはマルチリーフコリメータという、ビーム（リニアックから放出される放射線）の形を腫瘍の形に一致させる絞り装置が取り付けられており、周辺の正常組織に不要な放射線が当たらないようにしています。

放射線のビームの中心をアイソセンターといいます。診療放射線技師が患者さんに固定具などを装着し、患者さんがベッドに寝た状態で治療部位をアイソセンターに合わせます。リニアックはアイソセンターを中心に360°回転できるので、多方向から、がんを狙い撃ちすることが可能です。

図3 リニアック（上：トゥルービーム、下：ハルシオン）

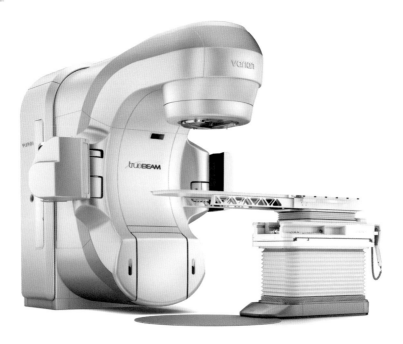

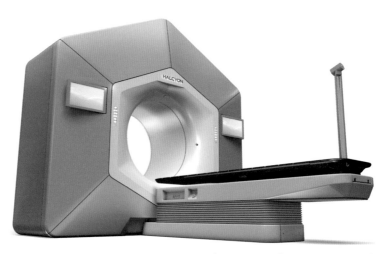

（バリアンメディカルシステムズ）

図4 マルチリーフコリメータとビーム

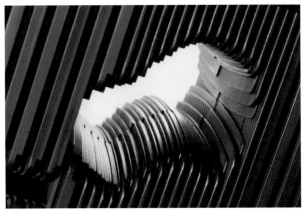

（バリアンメディカルシステムズ）

　基準を満たしている施設ではIMRT（強度変調放射線治療、**Q11-4** ☞59ページ参照）やIGRT（画像誘導放射線治療、**Q11-3** ☞56ページ参照）などを組み合わせ、正常組織への線量を低減しています。

　近年では、トモセラピー（TomoTherapy）やサイバーナイフ（CyberKnife）という装置も多く利用されます。これらは小型のリニアックを使用した装置で、エックス線を利用した特殊治療を得意としており、IMRTやIGRTを駆使して複雑な治療を可能にします。

トモセラピー

　トモセラピーの外観はCT装置と似ています。患者さんが寝ているベッドをコンピュータ制御で移動して、小型のリニアックがリング内を回りながら、放射線治療を行います。回転しながら照射範囲と照射線量を変化させることによって、これまでの放射線治療では難しかった複雑な形の照射が可能となりました。

サイバーナイフ

　サイバーナイフは高精度のロボットアームに小型のリニアックを搭載した装置で、多方向から放射線を照射します。主に定位放射線治療（**Q11-2** ☞53ページ参照）に用いられ、肺や肝臓の腫瘍の動きに合わせて装置が移動することができ追尾照射も可能です（※装置や施設によっては、対象外の場合もあります）。

図5 トモセラピー

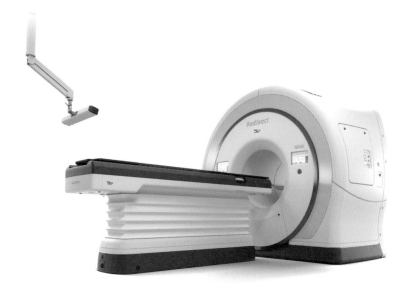

（日本アキュレイ）

図6 サイバーナイフ

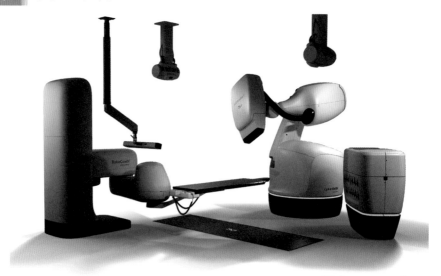

（日本アキュレイ）

ガンマナイフ

　ガンマナイフは脳を対象とした特殊な装置で、コバルト60というガンマ（γ）線を発生する小さな放射線源を約200個使用し、腫瘍に対して1回で大線量をピンポイントに照射できます。頭部専用の装置のため、治療できる範囲は限られます。

図7 ガンマナイフ

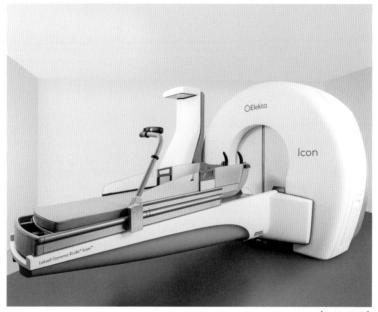

（エレクタ）

粒子線治療

　粒子線治療では、サイクロトロンやシンクロトロンといった大型加速装置で粒子（陽子や重粒子）を治療に必要なエネルギーにまで加速して、粒子線（陽子線、重粒子線）を発生させ、病巣に精密に照射します。そのため、エックス線治療に比べ建設・維持コストの高い大規模な施設と高い技術が必要です。とくに、重粒子線治療施設は陽子線と比べて5倍の建設費用が必要で、規模も巨大になります。

　重粒子線の一種である炭素イオン線治療の場合、たとえば、量子科学技術研究開発機構QST病院ではサッカーグラウンドの広さ、群馬大学ではテニスコート2面分の広さがあります。そのため、治療できる施設も限られています。

図8 粒子線治療室の例

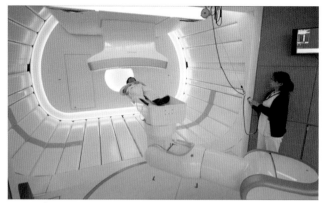

（国立研究開発法人量子科学技術研究開発機構QST病院）

図9　炭素イオン線治療を行う施設の例

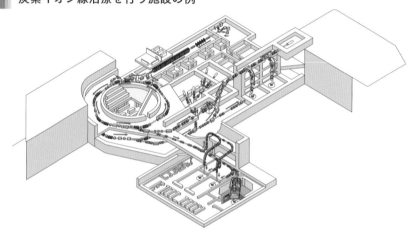

量子科学技術研究開発機構QST病院の重粒子線がん治療装置

（国立研究開発法人量子科学技術研究開発機構QST病院）

　粒子線治療においても、エックス線治療と同様に患者さんを固定した状態で治療を行います。

小線源治療装置

　高線量率密封小線源治療には遠隔操作密封小線源治療装置が用いられ、イリジウム192あるいはコバルト60の放射線源をワイヤーを通して治療部位に送り込み治療を行います。放射線を放出する小さな粒（線源）をさまざまな器具を用いて腫瘍のそばに一定時間置いて、放射線を照射します。腫瘍によって使用する器具は異なり、子宮頸がんにはタンデムとオボイドという器具がよく使われます。

図10 小線源治療装置（マイクロセレクトロン）の例

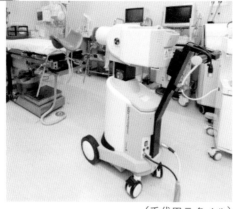

（千代田テクノル）

図11 タンデムとオボイド

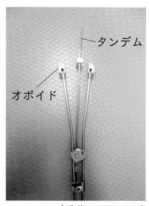

タンデム

オボイド

（千代田テクノル）

治療のしくみ

図12 さまざまな治療機器

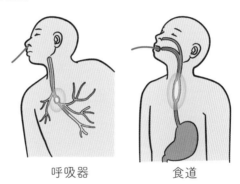

呼吸器　　　　　　食道

図13 フレッチャー CT/MRアプリケータ

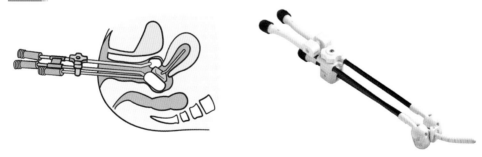

　本項ではさまざまな放射線治療装置を紹介しましたが、実際に機器を操作したり、治療に携わる人の関与も大きいといえます。治療装置だけではなく、いろいろな面から治療方法を放射線腫瘍医と相談してください。

Q11 | 放射線治療の方法について教えてください。

A 放射線を照射する方法には、外部照射、小線源治療、内用療法（標的アイソトープ治療）があります。これは放射線が病巣に到達する経路から分類されていますが、いずれの方法も、正常組織を温存しながら腫瘍に放射線を集中させることを目標としています。腫瘍の分布や性質により、各方法の特長を生かして組み合わせることもあります。以下のQ11-2〜6は、いずれも外部照射の1つです。上記のいずれとも異なる特殊な方法として、病巣に集中する薬剤を利用し内部でアルファ線（α線）を発生させる「ホウ素中性子捕捉療法（BNCT）」が実用化されています。

1 外部照射について教えてください。

A からだの外から放射線を照射することを総称して「外部照射」といいます。照射する放射線の種類として、エックス線、ガンマ線、電子線、粒子線（陽子線および重粒子線）などすべてを含んだ名称です。小線源治療や内用療法（標的アイソトープ治療）に比べ、標的とする範囲を均一に照射しやすく、その投与線量を制御しやすいという長所があります。

解説 体外から照射する方法のすべてを「外部照射」といいます。放射線は「突き抜けていく」性質があるため、体内の病巣を治療することができます。また、「まっすぐ進む」という性質のため体外から腫瘍を狙うことができます。

一般に使われるのはエックス線で、それを発生させる装置がリニアック（ライナック、直線加速器）です。エックス線は照射範囲を設定しやすいという大きな長所がある一方、突き抜けて進むので、通り道の正常組織も照射してしまうという短所があります。

その短所を補うための照射法が近年急速に発展し、さらに放射線の分布に優れ

る粒子線の利用も進歩してきました。エックス線を用いた一般的な放射線治療では、病変部へ放射線を集中させることが困難な場合があったので、これを改良したものが強度変調放射線治療（IMRT：intensity modulated radiation therapy）や定位放射線治療（STI：stereotactic irradiation）です。

　こうした進歩のなかで、治療方法の名称や略号、さらに商品名が入り混じって、誤解を招きやすい状態になっていますので、表1にそれらをまとめました。

　表2には、外部放射線治療の代表的な照射方法についてまとめました。定位放射線治療（**Q11-2**☞53ページ参照）、強度変調放射線治療（**Q11-4**☞59ページ参照）、粒子線治療（**Q11-5**☞61ページ参照）の詳細については各項を参照してください。

表1　放射線の種類と放射線治療方法の分類

	放射線の種類	装置の名前	照射方法の名前	方法の細分類	装置の商品名	
外部照射	電子線	直線加速器	通常の高エネルギー放射線治療	二門照射、接線照射、等	トゥルービーム クリナック バーサ HD エレクタ シナジー ノバリス ヴェロ ハルシオン エッジ エレクタ インフィニティ エレクタ ユニティ その他	トモセラピー ラディザクト サイバーナイフ
	エックス線（X線）		三次元原体照射（3D-CRT）			
			強度変調放射線治療（IMRT）	VMAT 等		
			定位放射線治療（STI）			
	ガンマ線				ガンマナイフ	
	陽子線		粒子線治療	陽子線治療		
	炭素イオン線			重粒子線治療		
内部照射（小線源治療）	ガンマ線		腔内照射			
			組織内照射			
内用療法	アルファ線		前立腺がん骨転移に対する塩化ラジウム内用療法		ゾーフィゴ	
	ベータ線		甲状腺ヨードアフレーション			
			悪性リンパ腫に対するイットリウム内用療法		ゼヴァリン	

表2	代表的な外部放射線治療の照射方法	※患者さんのがんの種類や大きさによって治療方法は異なります。

照射方法	特徴および対症例
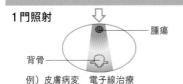**1門照射** 腫瘍 背骨 例）皮膚病変　電子線治療	1つの方向からの照射法で、皮膚表面およびそれに近い部位に用いる。
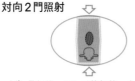**対向2門照射** 例）骨転移、リンパ節転移、全脳照射など	放射線治療全般に用いられる最も一般的な方法。治療腫瘍を挟み込むように、ビームを配置し照射するため全体に均一な治療が可能。
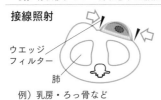**接線照射** ウエッジフィルター 肺 例）乳房・ろっ骨など	対向2門照射の特殊な照射法であり、放射線の広がり部分を重ね合わせるように角度を調整することって、肺など正常組織への線量を低くする。 ウエッジフィルターという吸収体を使用して線量を均一にすることもある。
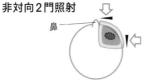**非対向2門照射** 鼻 例）上顎、耳下腺など	偏在性の腫瘍に用いられる照射法。ウエッジフィルターという吸収体を使用して線量を均一にすることが多い。体表面の治療などに使用される。
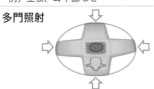**多門照射** 例）腹部、骨盤、食道など	複数の方向から照射することで中心部以外の線量を抑えることができる。守らなくてはいけない臓器などをよけて照射する場合など多くの部位に用いられる。
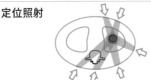**定位照射** 例）孤立性肺がん、肝臓がん、脳腫瘍など	多方向から一点に放射線を照射することで腫瘍部分に高い線量を集めることができる照射法。そのため、1回の治療の線量が高い場合も正常臓器への線量を低減することが可能。複数回の回転照射も同様。
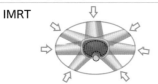**IMRT** 例）前立腺、頭頸部腫瘍など	強度を変えたビームを複数方向から照射し組み合わせることで腫瘍の形にあった照射が可能となり、隣接する正常臓器の線量を著しく低下することが可能な治療。現時点では、すべての病院でできるものではない。
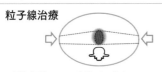**粒子線治療** 例）肝臓がん、小児がんなど	粒子線は止まる直前でエネルギーを多く落とすため、腫瘍部分以外を通過するビームの線量を低くすることが可能となる。

2 定位放射線治療について教えてください。

A 定位放射線治療とは、比較的小さい腫瘍に対して多方向から放射線を集中して照射する治療方法です。治療効果を高めることと、腫瘍周辺の正常部位の合併症を低減させることが目的です。通常の放射線治療よりも1回に大量の放射線を短期間に照射します。「ピンポイント照射」とはこの治療を指すことが多いです。

解説 定位放射線治療の歴史

　腫瘍の正確な位置を測り、それに対応する小範囲の照射が要求されるので、近年の照射技術と画像診断の進歩により可能となりました。1950年代にすでに考案されていましたが、一般に普及したのは1980年代後半です。当初は、病変の境界がわかりやすく呼吸による動きがない脳腫瘍に対して行われ、血管奇形や聴神経鞘腫などの良性疾患にも行われてきました。1990年代になって、早期肺がんや肝臓がんなどの体幹部に対して応用されるようになって、現在では保険適用となっています。とくに肺がんに対する定位放射線治療は、世界に先駆けてわが国で発展しました。

定位放射線治療の特徴

　からだを固定する装置を用いて、固定精度が頭頸部2mm以内、体幹部5mm以内になることが保証される場合のみ定位放射線治療（STI：stereotactic irradiation）と呼ばれます。そして、治療の回数が「1回のみ」か「複数回」かによって、下記のように分類されます。

---

①定位手術的照射（SRS：stereotactic radiosurgery）→1回照射
②定位放射線治療（SRT：stereotactic radiotherapy）→複数回照射（通常3
　　　　　　　　　　　　　　　　　　　　　　　　　　　　　　～8回程度）

　定位放射線治療を行うには、腫瘍が限局性で小さく、その範囲を画像で確認できることが条件です。周辺の正常組織の放射線量を少なくできるので、その分、病変部には大量の放射線を照射できます。そのため、治療効果は手術に劣らない場合もあり、からだへの負担が少ないことが多いので、今後の高齢化社会ではさ

らに発展する可能性が高い治療法です。

　定位放射線治療は、腫瘍が小さく境界が明瞭であることが求められますので、以下の病気が保険適用となっています。

- 転移性脳腫瘍
- 聴神経鞘腫、脳血管奇形
- 脊髄腫瘍
- 原発性肺がん（I期）（図1A、1B）
- 原発性肝がん（5cm以内）
- 転移性肺腫瘍または転移性肝腫瘍（3か所まで）

　これらに加えて、2018年の診療報酬改定では、原発性腎がん、および限局性の前立腺がんが保険適用となり、とくに高齢の患者さんに負担の少ない治療が提供できると期待されています。

図1　肺がんに対する定位放射線治療

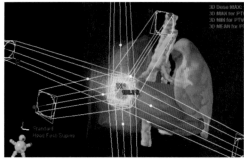

A　右肺の腫瘍に多方向から放射線を集中

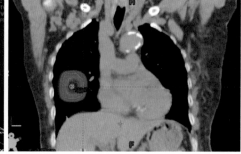

B　断面図での放射線の分布

図2 原発性肺がん（81歳男性、扁平上皮がん IA期）に対する定位放射線治療の効果：1週間で、合計52グレイ（13グレイ、4回）のエックス線を照射した。

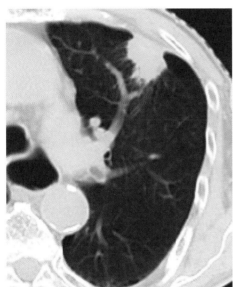

A 治療前

B 3か月後

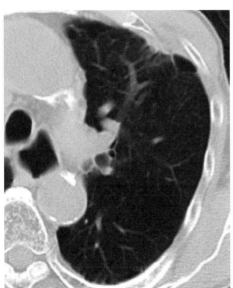

C 1年後

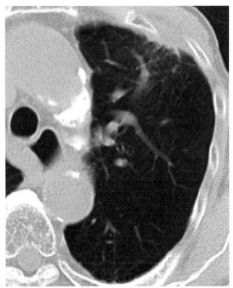

D 2年後

3 画像誘導放射線治療（IGRT）について教えてください。

A 画像誘導放射線治療は、イメージガイド放射線治療（IGRT：image-guided radiotherapy）ともいいます。放射線治療を行う場合に、治療装置上で撮影した画像により照射位置の微調整を行いながら照射します。放射線治療方法そのものではなく、放射線治療を高精度に行うための補助技術の名称です。

解説 放射線治療の精度を上げる技術

　放射線治療の技術の進歩により、複雑な形状の腫瘍に対して多方向から正確に照射が行えるようになりました。一方、わずかな位置のずれが治癒率や合併症に影響することもあります。そこで、さらに精度の高い放射線治療を実現するため、治療直前あるいは治療中に撮影した照射部位の画像を用いて治療位置を補正する技術が発達しました。これをイメージガイド（画像誘導）放射線治療（IGRT）といいます。

　とくに4方向以上からの治療ビームによる放射線治療の場合、2012年からは保険適用の技術となりました。その方法には3つの種類があります。

1.治療機器に付随した撮影装置（on board imager：OBI）を用いて撮影した、CT（断層像）または2方向以上のエックス線画像により行う方法

　写真はその一例です。放射線治療装置（リニアック、直線加速器）と、それに搭載されたOBIを示します。丸の部分が撮影装置で、治療装置と同じ軸で動くことが重要です。このように実際の治療の状態で撮影した画像を用いることで、照射位置のずれを最小にできます。

図3 リニアックとOBI

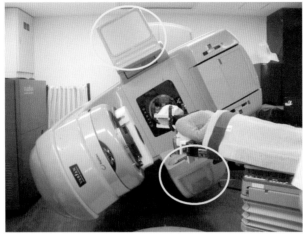

（バリアンメディカルシステムズ）

2.治療室に、赤外線カメラによるナビゲーションシステムとエックス線撮像システムを置いて、2方向以上から撮影して位置の誤差を検出し、治療装置と連動して位置補正を行う方法

図4　治療装置と連動して位置補正を行う方法

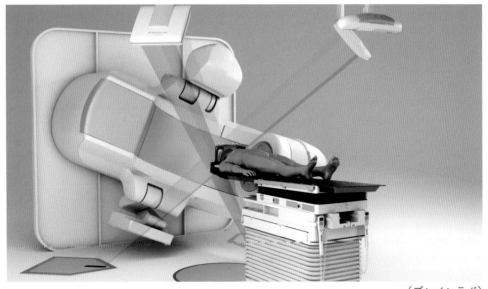

（ブレインラボ）

3. スリット状の可視光を投影しその反射光をカメラでとらえることで体表面の凹凸と距離を認識、広範囲にわたってわずかな位置のずれを照合する方法（2018年保険収載）

　これらの方法により、定位放射線治療や強度変調放射線治療のみでなく、通常の放射線治療でも誤差の少ない治療が可能となってきました。

　さらに、IGRT とは異なりますが、患者さんのからだを移動させて位置合わせするのではなく、呼吸移動などにより動く腫瘍に対して放射線のほうを移動させて照射する「動態追尾照射」も進歩し、現在では定位放射線に対して保険適用となっています。

強度変調放射線治療（IMRT）について
教えてください。

A 強度変調放射線治療（intensity modulated radiation therapy：IMRT）
とは、放射線の分布を腫瘍に沿った複雑な形状にするために、空間的
に不均一な照射ビームを多方向から照射する技術です。とくに放射線治療の
標的が複雑な形状で、温存すべき正常組織と近接している場合に力を発揮す
るので、頭頸部腫瘍や前立腺がんに対してよく用いられます。

解説 ## IMRTとは

　病巣が球形に近い場合は、いくつかの方向から放射線を集中すれば腫瘍に選択
的に放射線を分布させることができます。ところが実際には、放射線を当てたい
範囲（標的）は凹凸があって、しかも放射線を当てたくない範囲と複雑に入りく
んでいることが多いです。それに対処できるように開発されたのが強度変調放射
線治療で、複雑な形状の標的に沿った形に放射線を分布させます。これは、治療
装置の照射口についた不整形の絞り装置を用いて空間的に強弱をつけた形のビー
ムを照射し、またその分布を時間的に変化させながら照射することにより可能に
なりました。

　多くの方向から放射線を集中させる点は定位放射線治療と同じなので、図5に
その違いを示しました。強度変調放射線治療では不均一な放射線を照射すること
により、標的の形に合わせて放射線を分布させることができます。

図5 　定位放射線治療（左）と強度変調放射線治療（IMRT）（右）の概念図

A 定位放射線治療　　　　　　　　　　　　　B 強度変調放射線治療

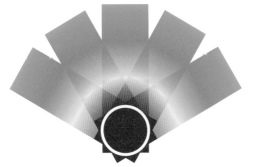
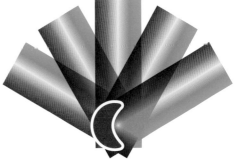

複雑な形でも線量を集中させることが可能

治療のしくみ

実際の方法はいくつかありますが、従来の放射線治療と決定的に異なるのは以下の点です。

①**従来の放射線治療**：まず放射線の方向と形を決めて、それによる放射線の分布を計算する。

②**強度変調放射線治療**：まず放射線の分布を決めて、それを実現するために放射線の方向と形を不均一に変化させる。

治療の実際と利点

　強度変調放射線治療の実現のためには、コンピュータによる細かい計算だけではなく、計算結果に基づいた機器動作を確認し、実際の放射線量の分布を検証することが求められます。エックス線の空間的形状は非常に細かいうえ、いろいろと動かしながら照射されるので、測定や検証に多くの人員と時間を要します。わが国では2000年ごろから限られた施設でのみ可能だったのですが、2008年に保険収載となるころから急速に普及し、2013年には全国の200以上の施設で行えるようになりました。治療装置も非常に高精度のものが開発されています。

　放射線を複雑な形状の標的に沿って照射できれば、たとえば頭頸部腫瘍の場合には以下のような効果を得ることができます（図6）。

①唾液腺や脊髄の放射線量を低下させることにより、晩期の悪影響を減少させる。

②標的の内部においても、放射線量の強弱をつけることができる。

③放射線量の高い領域が小さい場合、合併症を抑えながら高線量の放射線を照射することができるので、治癒率を向上させられる可能性がある。

　このような効果があるため、強度変調放射線治療は2008年に健康保険の適用となった頭頸部腫瘍、前立腺がん、および中枢神経腫瘍で威力を発揮し、2010年には限局性の固形腫瘍全体が保険医療の対象となりました。現在では肺がん、食道がん、膵がん、直腸がん、婦人科がんなど多くのがんに応用されています。

図6 咽頭がんに対する放射線治療の例（CT 画像と放射線分布との重ね合わせ）

A　従来の方法での放射線治療

B　強度変調放射線治療

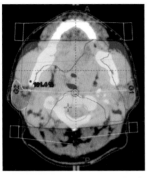 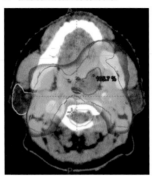

放射線を当てたい領域（赤）と、当てたくない領域の広がり（緑：耳下腺、青：脊髄）を示す。色の付いた部分は、放射線の強弱（赤が強く紫は弱い）を示し、Bでは口腔の右側（画面の左）や耳下腺・脊髄の放射線量を減らせている。

5 粒子線治療について教えてください。

A 粒子線を使った放射線治療のことで、粒子線（**Q10-1** ☞ 40 ページ参照）は主に陽子線と重粒子線が使われます。この治療の大きな長所は以下の２点です。

（1）エックス線による一般的な放射線治療に比べて、がん病巣を狙い撃ちできる。

（2）がん細胞に対する効果が高い。とくに重粒子線の１つである炭素イオン線は、悪性細胞の殺傷効果がエックス線の約３倍と強力です。

 がんを狙い撃ちする

　従来の放射線治療で使用されるエックス線やガンマ線は、がん病巣に対して体外から照射すると、からだの表面近くで放射線量が最大となり、それ以降は次第に減少していきます。そのため、からだの深い所にあるがん病巣に十分なダメージを与えるようにすると、がん病巣以外の正常細胞にもダメージを与えてしまいます。

　一方、粒子線は、からだのある一定の深さでエネルギーのピークを迎え、その前後では弱く抑えられるという特性があります。このため、がん病巣をピンポイントで狙い撃ちすることができ、がん病巣に十分なダメージを与えながら、正常

細胞へのダメージを最小限に抑えることが可能です。

　とくに重粒子線は、エックス線や陽子線よりも有効で、がん細胞に対する殺傷効果がエックス線の3倍とされているため、照射回数をさらに少なく、治療期間をより短くすることが可能です。

　一方、短所は、高い科学技術を必要とすること、施設の建設と維持コストの問題があることです。近年まで施設数が限られてきましたが、2019年現在、国内では23施設（陽子線治療17、重粒子線治療5、ともに可能1）が稼働中です（図8）。

　また、粒子線治療においては粒子線の長所も重要ですが、どのような腫瘍に応用するのかが非常に重要です。したがって、粒子線治療を行うかどうかの適応は厳密に判断されることが多く、また個々の治療はすべてデータベース化されています。

表3　エックス線治療と重粒子線治療の照射回数例

照射回数（例）		エックス線治療	重粒子線治療
肝臓がん		10～20回	2～4回
肺がん	Ⅰ期	4～10回	1～4回
	局所進行	30～40回	12回
前立腺がん		30～40回	12回

図7　重粒子線治療の様子

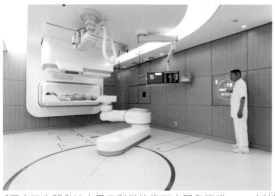

（国立研究開発法人量子科学技術研究開発機構QST病院）

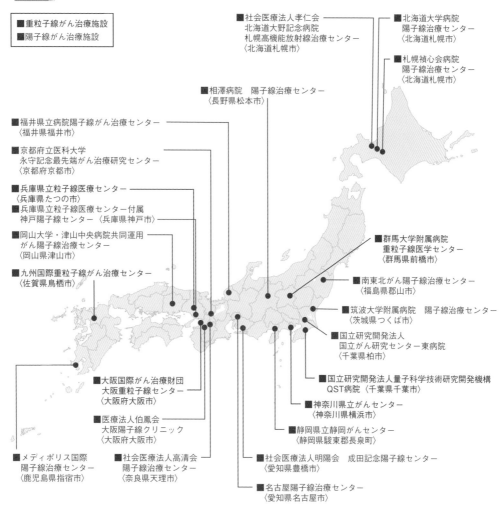

図8 粒子線治療施設一覧

■重粒子線がん治療施設
■陽子線がん治療施設

■社会医療法人孝仁会
北海道大野記念病院
札幌高機能放射線治療センター
〈北海道札幌市〉

■北海道大学病院
陽子線治療センター
〈北海道札幌市〉

■札幌禎心会病院
陽子線治療センター
〈北海道札幌市〉

■相澤病院　陽子線治療センター
〈長野県松本市〉

■福井県立病院陽子線がん治療センター
〈福井県福井市〉

■京都府立医科大学
永守記念最先端がん治療研究センター
〈京都府京都市〉

■兵庫県立粒子線医療センター
〈兵庫県たつの市〉

■兵庫県立粒子線医療センター付属
神戸陽子線センター〈兵庫県神戸市〉

■岡山大学・津山中央病院共同運用
がん陽子線治療センター
〈岡山県津山市〉

■九州国際重粒子線がん治療センター
〈佐賀県鳥栖市〉

■群馬大学附属病院
重粒子線医学センター
〈群馬県前橋市〉

■南東北がん陽子線治療センター
〈福島県郡山市〉

■筑波大学附属病院　陽子線治療センター
〈茨城県つくば市〉

■国立研究開発法人
国立がん研究センター東病院
〈千葉県柏市〉

■国立研究開発法人量子科学技術研究開発機構
QST病院〈千葉県千葉市〉

■神奈川県立がんセンター
〈神奈川県横浜市〉

■静岡県立静岡がんセンター
〈静岡県駿東郡長泉町〉

■社会医療法人明陽会　成田記念陽子線センター
〈愛知県豊橋市〉

■名古屋陽子線治療センター
〈愛知県名古屋市〉

■社会医療法人高清会
陽子線治療センター
〈奈良県天理市〉

■医療法人伯鳳会
大阪陽子線クリニック
〈大阪府大阪市〉

■大阪国際がん治療財団
大阪重粒子線センター
〈大阪府大阪市〉

■メディポリス国際
陽子線治療センター
〈鹿児島県指宿市〉

（公益社団法人　医用原子力技術研究振興財団ホームページから作成）

治療のしくみ

6 照射中には息を止めなくてはなりませんか。

A 肺がんや肝臓がんに対する放射線治療では、呼吸で腫瘍が動いてしまうことが問題です。そこで、息を止めて照射をする方法や、お腹の動きをモニタリングしながらある呼吸位相の時にだけ照射する方法などの対策（呼吸性移動対策）がとられています。

解説　呼吸性移動に対応しつつ照射範囲を小さくする方法

　肺病変は呼吸に伴って移動し、部位によって30mm以上動きます。呼吸で大きく動く病変に対し放射線治療を施行する場合、移動範囲をすべて含めて広範囲に照射する方法が一般的です。しかしながら、正常肺の広い範囲に照射されると放射線肺臓炎という悪影響のリスクが高くなるとされており、呼吸性移動に対応しつつ照射範囲を小さくする方法として次の方法が用いられています。

①酸素吸入

　酸素を吸入することで、呼吸数や換気量を少なくし、呼吸による動きを抑えます。

②腹部圧迫

　一般に呼吸は横隔膜運動による腹式呼吸の要素が大きいことから、バンドや固定具（シェル）で固定する方法、腹部圧迫板を用いる方法などにより腹部を圧迫して呼吸運動を縮小します。

③規則性呼吸学習（メトロノーム法）

　メトロノームに合わせて一定の間隔で呼吸する方法です。事前に練習し呼吸方法に慣れておく必要があります。

④呼吸停止法

　自発的または受動的に同一のレベルで呼吸を停止させる方法です。換気量測定機器や胸腹2点測定式呼吸モニタという機器を用いて呼吸を止める方法や、道具を使用せずに自己判断で止める方法があります。

⑤呼吸同期法

　自由呼吸のなかで、ある位相の時だけ照射する方法です。

⑥動体追跡照射法：追尾法と迎撃法

　呼吸位相と腫瘍位置との関係を分析し、呼吸位相に合わせて照射野を移動する

追尾法と、腫瘍の近くに金属マーカーを埋め込んで透視画像で確認を続け、一定の位置に来た間だけ照射する迎撃法があります。

Q11-3で説明したように、体幹部定位照射においては動態追尾（動体追跡）照射が保険収載されています。

 7 ## 小線源治療について教えてください。

A 放射性物質を小さなカプセルなどに密封しがんの中に入れ、からだの中から放射線を当てる方法です。からだの中から直接放射線を当てることで、できるだけたくさんの放射線をがんに照射し、周囲の正常組織にはできるだけ放射線を当てないようにします。

解説

からだの内部から照射する治療法

小線源とは、カプセルやピン、管、ワイヤーなどに密封されたラジオアイソトープ（放射性同位元素）のことで、この線源をがん付近に直接挿入し、からだの内部から放射線を照射する治療が小線源治療です。より短時間でたくさんの放射線を当てる「高線量率」と、比較的長い時間をかけてじわじわと放射線を当てる「低線量率」とに分けられます。

高線量率での小線源治療（子宮頸がんなど）は、イリジウム192やコバルト60という放射性物質のカプセルがワイヤー先端に溶接され、操作するスタッフが被ばくしないよう、遠隔操作で治療を行います。このシステムはRALS（ラルス：Remote After Loading System、遠隔操作式治療装置）と呼ばれています（図9）。小線源治療は、あらかじめ小線源の通り道となる中空の管を留置する「腔内照射」か、中空の針でがん病巣を貫いて刺しておく（刺入）「組織内照射」に分けられます。1回の照射時間は数分〜数十分です。

低線量率での小線源治療（舌がん：2〜5日間、前立腺がん：永久刺入など）は、ヨウ素125や金198という放射性物質が非常に小さなシード状カプセルに詰め込まれたものを使用します。前立腺がんの治療では、40〜100個程度のヨウ素125カプセルを永久的に刺入留置する手法がとられています（図10）。永久刺入の線源は体内に残りますが、放射線は弱く、しかも数か月で出なくなるので、一緒に生活をする人をはじめ周囲の人への影響はありません。

表4 小線源治療の種類と特徴

小線源治療の種類 主な線源	特徴	主な適応
高線量率 （イリジウム192、コバルト60）	照射時間が短い	子宮頸がん、食道がん、 前立腺がん、胆管がん
低線量率 （ヨウ素125、金198）	数日または永久に線源を埋め込む	前立腺がん、舌がん

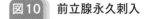

図9 小線源治療装置の例（マイクロセレクトロン）

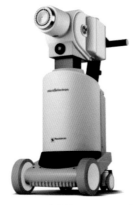

（千代田テクノル）

図10 前立腺永久刺入

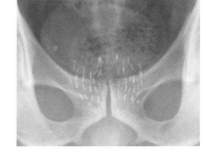

8 内用療法（標的アイソトープ治療）について教えてください。

A ラジオアイソトープ（放射性同位元素）を経口薬や静脈注射により体内に取り込み、投与した放射性薬剤が病気の部分に集まる性質を利用した治療法です。ラジオアイソトープから出る放射線によってがんの治療や疼痛の緩和を行います。

解説 ### 正常組織への影響が少ない内用療法

　病気の箇所に集まる性質をもつラジオアイソトープ（放射性同位元素）を飲み薬や静脈注射により体内に取り込み、放射線によってがんの治療や疼痛の緩和を行います。投与した薬剤が特定の部位に集まる性質を利用した治療法です。治療による正常組織への悪影響が軽いことが特徴です。現在、日本では以下に示す3種類の薬剤による内用療法が行われています。

1. ヨウ素131

　甲状腺機能亢進症（バセドウ病など）と甲状腺がんが対象の経口薬による治療で、ヨウ素131から出るベータ線を用います。甲状腺にヨウ素が集まりやすいという性質を利用した治療法です。甲状腺に集まった放射性ヨウ素は、放射線により甲状腺ホルモンを作る細胞を徐々に破壊していきます。治療の悪影響が少ないメリットがあります。

　以前は、甲状腺がんの場合は1週間ほど専門の病室に入院することが必要でした。現在でも、肺などにすでに遠隔転移がある場合は、入院が必要です。しかし投与する量が少ない場合は、外来通院による治療も可能となりました。とくに、甲状腺を全摘出した後の再発予防の場合は、外来通院での治療が盛んに行われるようになりました。経口的にヨウ素を1回または2回内服する治療で、患者さんの負担が少ない治療です。

2. ラジウム223

　前立腺がんの骨転移に対する治療として、2016年に保険適用となりました。転移性骨腫瘍の部分に集まった薬剤のがラジウム223から放出されるアルファ線を利用しています。内用療法としては、アルファ線の利用を初めて実用化しました。骨の疼痛に対する効果のみでなく、生存期間の延長も示されているので、今後に大いに期待されています。

　注射薬剤で毎月1回、全体で6回程度の注射を必要とします。

3. イットリウム90

　悪性リンパ腫のなかでも、低悪性度B細胞性のものが対象の注射薬による治療です。悪性リンパ腫細胞表面の特殊なタンパク質（CD20抗原）に対し、特異的に結合する性質の物質（抗CD20抗体）にイットリウム90というラジオアイソトープを結合させたものを注射投与します。このため抗CD20抗体・イットリウム90が、体内でリンパ腫細胞に特異的に集まり、局所的な放射線治療を行うことができます。治療による悪影響は少ないですが、白血球や血小板が減少することがあります。

　10日前後の入院を必要としますが、隔離が必要なわけではありません。その間に2回の点滴を行って治療します。低悪性度B細胞性のリンパ腫は、ゆっくりした発育が特徴なので予後は悪くないのですが、長期にわたって再発を繰り返すことが難点でした。イットリウム90（商品名：ゼヴァリン®）によって、完治の期待、または薬物療法をしなくてもすむ期間を延ばすことへの期待が高まってい

ます。

　現在は行われていませんが、以前使われていた薬剤には以下のものがあります。

ストロンチウム89

　がんの骨転移による疼痛が対象の注射薬による治療です。骨転移のある部分の周囲は骨の代謝が活性化しているため、カルシウムが多く取り込まれるようになります。ストロンチウムはカルシウムと似た性質をもっているため、体内に注射されたストロンチウム89は骨の代謝が盛んな場所に集まり、そこで放射線を放出します。この放射線が骨転移巣に作用し、疼痛を軽減させると考えられています。治療による悪影響が少なく、外来通院でも治療可能ですが、白血球や血小板が減少することがあります。

　ところが、現在では薬剤の供給が困難となったことにより、全国的にいったん休止となっています。

Q12 | 放射線治療の実際の 手順について教えてください。

放射線治療における実際の手順を以下の項目ごとに説明します。

治療のしくみ

図1 放射線治療の流れ

病理組織診断・放射線診断（☞ **Q12-1**）
↓
病期（ステージ）決定（☞ **Q12-1**）

放射線腫瘍（放射線治療）科を受診、診察、説明と同意（☞ **Q12-1**）

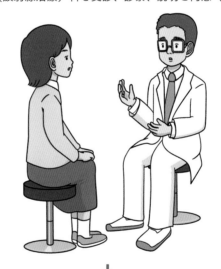

↓
固定具作製・治療計画CT撮影（☞ **Q12-2**）
↓

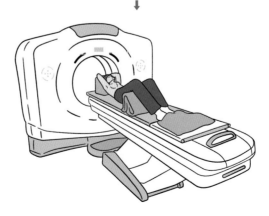

↓

照射部位決定・コンピュータによる治療計画・線量分布を評価して決定（☞Q12-2）

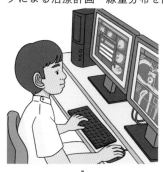

↓

毎日の放射線治療開始、定期的な診察（☞Q12-3）

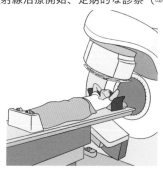

1 放射線治療をするかどうかは どのように決めるのですか。

A 最初から「頸にしこりができたから、ここに放射線を当ててほしい」と言って放射線腫瘍（放射線治療）科を受診する患者さんはまずいないと思います。放射線腫瘍科は患者さん自らが最初に受診する診療科ではなく、基本的にはほかの診療科で病気の診断がなされ、その治療法の選択肢の1つとして紹介され、受診することがほとんどです。

解説 **がんの種類を特定する**

がん治療が始まるまでの大まかな流れとして、以下の検査がまず行われます。

①病理学的な検査による診断

細胞を採取して、悪性腫瘍かどうか、また悪性であればどのような組織型の腫

瘍か診断します。病気の性質やできた腫瘍の部位によっては、この診断ができない場合もあります。

②画像診断や内視鏡検査などによって病気の広がり（進行度）を見る診断

　画像診断にはエックス線検査、エコー検査、CT検査、MRI検査、PET検査などが含まれます。

　「がん」と確定するためには①は必要不可欠です。原則として放射線治療は「がん」と確定しなければ実施しません。これは手術や薬物療法など、ほかのがん治療においても同じです。しかし、細胞の採取が非常に困難な場合で、なおかつ、ほかの検査で「がん」であることがほぼ確定的である場合には治療に踏み切る場合があります。

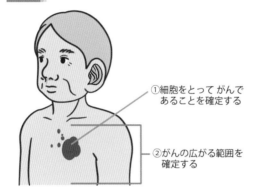

図2　がんの種類の確定法

①細胞をとって がんであることを確定する

②がんの広がる範囲を確定する

　これらの検査は、通常は最初に受診した診療科の担当の医師によって行われます。たとえば、肺にがんが見つかったとすると呼吸器内科や呼吸器外科、子宮にがんが見つかったとすれば婦人科が担当します。その結果、がんの種類と病期（ステージ）が決まります。

適した治療法を選択する

　それぞれのがんの種類と病期によって、最適（または標準的）とされる治療法が異なります。最適な治療法はガイドライン（科学的根拠に基づき、系統的な手法により作成された推奨を含む文書です。患者さんと医療者を支援する目的で作成されており、臨床現場における意思決定の際に、判断材料の1つとして利用することができます）やエビデンス（医学的根拠）を前提に、患者さん本人の年齢や体力などさまざまな要素をふまえて提案されます。それは1種類の治療法であることも、複数の選択肢があることもあります。その選択肢の提示・説明は、通常は担当の主治医によって行われます。

その選択肢の中に放射線治療が含まれる場合には、放射線腫瘍科を受診していただき、放射線腫瘍医による診察を受け、放射線治療が適切に行えるかどうか判断のうえで、治療効果、有害事象（治療の悪影響）などについてのくわしい説明が行われます。

以上はがんが発見され、初回治療の一部として放射線治療が行われる場合を説明したものですが、再発・転移したがんの場合には、異なった手順で放射線腫瘍科を紹介される場合もあります。

 放射線治療計画とは何ですか。

 放射線を照射する範囲の設定や照射する線量を計算することを「放射線治療計画」といいます。

解説　放射線治療計画には、以下の2つの工程があります。

1. 放射線治療を開始するにあたって適切な、照射時の姿勢、照射範囲、照射方向などを決定する

近年では、CT装置を用いたCTシミュレーションという方法で治療計画を立てることが一般的です。まずは実際の放射線治療の寝台（ベッド）と同じ仕様の平らな台に実際の照射の時と同じ体位で寝てもらい、照射する部位のCT画像を撮影します。

この際に、照射部位によっては事前に「固定具（シェル）」と呼ばれるものを作製し、それを付けて撮影する場合もあります。正確に放射線治療を行うために毎回の治療時に同じ姿勢になることが大切です。「固定具」は治療する場所によってさまざまなものがあります。また皮膚に位置あわせのための目印のマークを書くこともあります。

また、呼吸同期照射（または体幹部定位放射線治療）を行う際には、事前に体内に金属のマーカーを埋め込む場合や、息止めでのCT撮影を指示される場合もあります（**Q11-6** ☞64ページ参照）。がんの広がりをはっきり撮影するために、静脈からの造影剤投与を行う場合もあります。

これらの方法については事前に放射線腫瘍医から説明がありますので、その指示に従ってください。

図3 固定具（頭頸部）

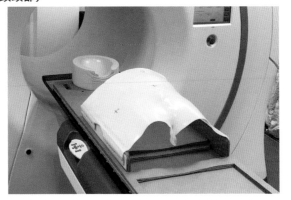

2. 照射範囲と照射線量、照射回数を、コンピュータ（放射線治療計画装置）を用いて計算する

　撮影されたCT画像の中で、治療すべきがんの範囲や、放射線被ばくをなるべく避ける必要がある正常臓器を同定し、コンピュータ上に入力します。CT画像以外にも診察時の所見やMRI、PETといったほかの画像も参考にします。患者さんの年齢や体力、併用する治療の強さも考慮に入れたうえで、照射範囲、ビームの角度や本数、強さなどを計算します。診療放射線技師や医学物理士、医師がこれを行います。

図4 治療計画装置

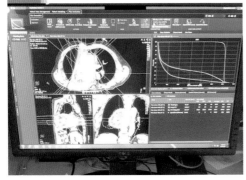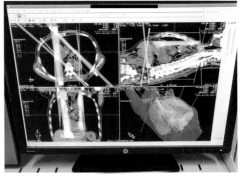

図5　線量分布図

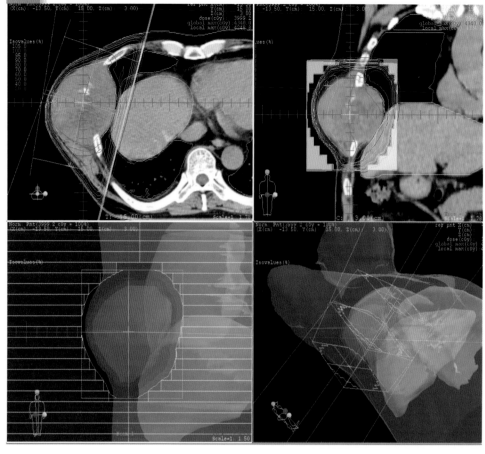

3 どのように放射線治療が進むのか教えてください。

A 放射線腫瘍科を受診し治療方針が決定した後で、最初に行われるのは「治療計画CT」の撮影です。病院によって異なりますが、診察の後に引き続き行われることもあります。その後、Q12-2（☞72ページ参照）で説明した「放射線治療計画」が行われます。治療計画が完成した後に照射開始となり、早ければ診察日の翌日、複雑で特殊な治療では1～2週間後に始まります。

照射期間

　放射線治療のうち最も多く行われる外照射は、通常土日と祝日を除いた毎日、週に5回、2〜7週間かけて行われます。ただし、例外として、肺がんの一部では1日2回（午前と午後）の照射が行われる場合や、体幹部定位放射線治療では月・水・金の週3回治療など変則的なスケジュールでの治療が行われる場合もあります。

　照射する時間は担当者と相談して決定されます。病院によっては大変混雑しており、希望どおりの時間に治療できない可能性がありますが、なるべく希望に沿うようにしています。

前準備

　外照射はリニアック（直線加速器）の設置されている放射線治療室で行います。トモセラピー、サイバーナイフ、粒子線治療（**Q11-5** ☞61ページ）といった特殊な治療でも、基本的には同じような治療室で行われます。毎回、同じ位置に精度良く照射するために**Q12-2** ☞72ページに記したような固定具の使用や息止めなどの指示があります。

　一般的な外照射の場合には、治療計画CT撮影の際にからだの表面や固定具の表面に位置合わせ用の印を書いており、1回目の照射の前に皮膚や固定具の印に合わせた照射野と、治療計画装置で作成した照射野が一致しているかを確認するための位置合わせの撮影を行います（位置照合のリニアックグラフィー撮影などとも呼ばれます）。高い精度が要求される放射線治療の場合には、毎回の放射線治療の前にCT撮影を行うことや、放射線治療中にエックス線透視を行って位置がずれていないかを確認しながら照射をする場合もあります。

照射時間

　初回の治療の際には位置合わせの撮影などのために時間がかかることもありますが、2回目以降は10〜15分程度で終わります。そのうち実際に放射線が照射されている時間は2〜3分程度であることが多いです。

　1回に多くの線量を照射する治療の場合にはこれより時間が多くかかる場合もあります。担当の放射線腫瘍医にたずねていただければ、おおよその治療時間はお伝えできます。治療期間中に、週1回以上の医師の診察、毎日の看護師や診療放射線技師による医師への経過報告があり、その際に治療効果や悪影響の評価、それに応じたケアが行われます。

**照射法の変更をすることがあるのは
なぜですか。**

 照射法の変更は、腫瘍に線量を集中する、正常の部分への悪影響を避
けるなどのいくつかの目的のために行われます。

解説 原発がん（最初に発生したがん）のある部位と、予防リンパ節領域との線量差をつける

　放射線治療では、以下の３つの治療目標を考慮します。

①肉眼上や画像上、明らかにがんがあると判明している部位
②肉眼では見えない微小ながん浸潤の可能性がある部位
③リンパ流を介して周囲のリンパ節への転移を起こしている可能性がある部位

　一般的に原発がん（最初に発生したがん）を含む①には60〜70グレイの高線
量が照射されますが、②や③には40〜50グレイの比較的少ない線量が照射され
ます。この線量の差をつけるために、まずは①＋②＋③の領域を含めた広い範囲
にある程度の回数の放射線を照射し、その後①＋②または①のみの領域に絞って
追加照射を行います。

図6 **原発がんのある部位と予防リンパ節領域**

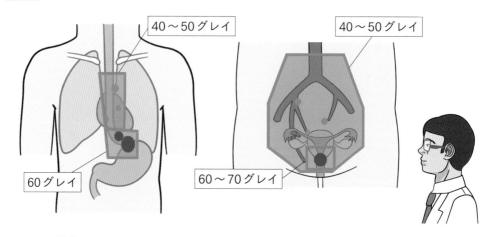

●「がんの塊」には60〜70グレイ、
●「がんがあるかもしれない所」には40〜50グレイを照射する。

＊注：上記の線量は一般的な線量でがんのタイプによっては異なることがあります。

正常組織の耐容線量を考慮し、途中から照射野を変更する

放射線治療の照射野内に、放射線に弱い正常組織が含まれる場合があります。その場合には途中から照射する範囲や方向を変更して、追加照射を行います。これによって、放射線に弱い正常組織の照射線量を減らすことが可能です。

治療中のがんの縮小や体格の変化に合わせて照射野を変更する

放射線治療を行っていく過程で、治療前にあったがんが徐々に縮小したり、病状の変化によって体重が減少することがあります。放射線治療は長い場合で1か月半〜2か月かかりますので、その間に体格やがんのサイズが変化し、さまざまなずれが生じます。それを合わせるためには、再度治療計画を行う必要があります。

その場合にはCTを撮影し直して、がんの大きさに合わせて放射線治療計画を立て直します。

 放射線治療は外来通院と入院の
どちらがよいのでしょうか。

A 通常、多くの放射線治療は外来通院での治療が可能です。

 ## 元気な患者さんは外来通院で

元気な患者さんにはなるべく外来通院をおすすめしています。放射線治療は1日15分程度で終わってしまうため、入院すると時間を持て余してしまうためです。ベッドでテレビを観たり、寝てばかりいるのは、あまり健康的ではありません。

外来通院照射の場合には、仕事と両立することも可能です。ただし、放射線治療の悪影響がまったくないとは限らないため、無理は禁物です。勤務先とよく相談し、勤務体制を調整してもらう必要があります。

入院が必要な場合

入院が必要な場合として、以下のケースが挙げられます。

①薬物療法（抗がん剤）と同時に併用して放射線治療を行う場合

　有害反応（悪影響）が強くなり、からだへの負担が大きくなるために入院が必要となる場合があります。

②全身状態が良くないために通院が困難な場合

　脳転移や骨転移といった病状に対し、症状緩和目的で放射線治療を行う患者さんの場合には、がんによる症状のために、車イスでの移動やベッド上での安静を指示されることがあります。そのような場合には、入院したうえでの放射線治療が必要となります。

③自宅が病院から遠方のため、毎日の通院が困難な場合

　病院によっては、近くの宿泊施設（ホテル）などを紹介してくれる場合があり、外来通院が可能となります。

　また、有害反応の出現の程度によっては、最初は外来通院が可能でも、途中から入院での治療に切り替えたほうがよい場合もあります。治療中は放射線腫瘍医に定期的によく診てもらい、相談することをおすすめします。

 土日、祝日の照射を休みにすると、治療の効果は弱くなりますか。

A これまでの長い放射線治療の積み重ねから、「週5回の照射でうまく治療できる」ように、1回の照射線量が考慮されています。その全治療期間の中では、数日程度の祝日による休止が入っても治療効果には大きな差がないと考えられています（Q7 ☞29ページ参照）。

 がんの種類によっては休止期間が長いと効果は弱くなる

　がん細胞も正常細胞も、放射線治療を休むと放射線によるダメージからある程度回復します。がん細胞の種類によっては、休止期間が長いと細胞増殖のスピードが速くなり、結果的に放射線治療の効果が減弱します。これまでのデータから、頭頸部がん、子宮頸がん、食道がん、肺がんなどの場合には、治療休止によって総治療期間が長くなってしまうと治療成績が低下することがあることがわかっています。したがって、これらのがんではいったん開始した放射線治療を休まずに続けることが大切です。また、前立腺がんや乳がんなど、そのほかのがんにおいては、治療期間の延長がどれだけ治療成績に影響を及ぼすのかははっきりしていないこともあります。

たとえば、治療期間中に年末年始休暇や盆休み、ゴールデンウィークといった1週間以上の休止期間が入る場合には、治療成績に影響を及ぼす可能性があります。

　極力そのような影響がないように、病院によっては、休日にも放射線治療を行ったり、祝祭日のある週の平日には1回線量を多めにして調整したり、長期休暇にぶつからないように治療開始時期をずらして対応しています。

7 自分の都合で治療を休んでも、効果に影響はないですか？

A 全治療期間を通して数日程度の休みであれば、治療効果にほとんど影響はないと思われます。

解説　休んでしまった分を補うために、照射回数を増やして調整を行う場合もあります。どうしても都合が悪く、通院治療ができない日がある場合には、まずは担当の放射線腫瘍医に相談してみましょう。

　医学的には毎日同じ時間に治療しなければいけないというわけではありません。外来通院の場合で、治療する時間（予約時間）に都合が悪い日があったとしても、時間帯をずらせることも多いです。まずは放射線治療室に相談してください。

8 患者によって治療の回数が違うのはなぜですか。

A がんを完治させる、術後の再発予防、症状緩和（痛みをとるなど）など、放射線治療の目的によって必要な放射線の総線量は変わるからです。また、がんの種類や進行度によっても回数が異なります。

解説　**個人に最適な治療ができるように回数が決定される**

　放射線治療においては、「回数」よりも「総線量」が大事です。放射線治療の総線量は「1回に照射する線量×回数」によって決まり、回数の分け方を線量分割といいます。

複雑な計算になりますが、同じ総線量でも回数が異なれば効果も変わりますし、治療に使用されるのが通常の放射線治療装置（直線加速器＝リニアック）なのか、陽子線や重粒子線などといった特殊な放射線を使用するのかによっても変わる場合があります。

　また、治療対象となるがんの種類によっても、治療に必要とされる線量は異なりますし、照射される範囲とそこに含まれる正常組織が、どの程度の照射線量まで耐えられるか（つまりどの程度の有害事象まで許容できるか）によっても照射可能な総線量は変わります。

　放射線腫瘍医が目標とするのは、できる限り少ない悪影響で、最大の治療効果を得られるような線量分割を選ぶことです。患者さんの病状、体力、併存疾患の有無や、希望する治療期間も考慮しつつ回数を決定しますので、全員が同じ治療回数ではありません（**Q7** ☞ 29 ページ参照）。

図7	各がんの治療に必要な線量

放射線が効きやすいがん（感受性が高いがん）

悪性リンパ腫、精巣腫瘍	30〜40 グレイ
肺小細胞がん	45〜55 グレイ
頭頸部や食道、子宮頸部などの扁平上皮がん	60〜70 グレイ
乳房、前立腺、肺、直腸、子宮体がんなどの腺がん	70〜80 グレイ
骨肉腫、甲状腺がん、悪性神経膠腫、悪性黒色腫	80 グレイ以上

放射線が効きにくいがん（感受性が低いがん）

※60グレイ以上照射するには、工夫が必要で、実際には困難なこともある。

9 放射線治療を一度受けたら、繰り返し受けられないのですか。

A 正常組織が放射線によるダメージを受けた場合、いったん回復はするものの、潜在的にはダメージが残存し、何年経っても完全には回復しないと考えられています。治すためのがんの治療では、正常組織が許容できる限度近くまで照射していることが多いため、原則として、同じ部位に再度、同じ線量を照射できないことが多いのです。ただし、線量が少なかった場合や治療装置や部位によっては可能な場合があります。

解説 治療装置や部位によっては可能な場合がある

　近年は強度変調放射線治療、サイバーナイフ、粒子線治療などの新しい放射線治療技術の発達によって、がんに限定した「ピンポイント照射」ができます。それにより、根治的放射線治療後の局所再発に対しても、完治を目指した再照射ができる場合もあります。あきらめずに放射線腫瘍医に相談してみてください（ただし、保険が適用されないこともありますので、治療に際しては費用を確認してください）。

　また、がんの種類や治療の目的によっては、初回治療時に照射された線量が少なく、2回目の放射線治療が安全に施行できる場合もありますし、放射線治療はからだの一部分への局所的な治療ですので、放射線が当たっていない部分へのダメージはほとんどありません。そのため、照射する部位が違えば、臓器の機能が保たれる限りは何度でも放射線治療が可能であると考えられます。

　再照射の場合に問題となる悪影響は、治療後半年以降に起こることが多いとされています。非常に重い症状で、余命が短いと判断される場合には、患者さん本人ともよく相談しながらのちに生じる悪影響を覚悟のうえで再照射を行うことがあります。このように、メリットとデメリットを勘案しつつ、治療方針を決める必要があります。

図8　治療風景

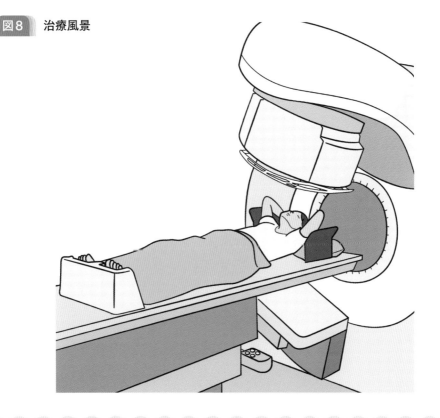

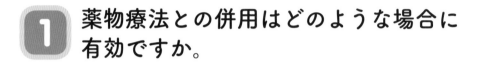

1 薬物療法との併用はどのような場合に有効ですか。

A がんが大きく放射線治療のみでは完治が難しい場合や、転移を予防する効果を考えると、薬物療法と放射線治療を有効に併用すれば強力な治療手段となりえます。

解説 **抗がん剤との併用**

放射線治療は原発巣（元のがん）の局所治療効果には優れていますが、治療開始時点ですでに照射範囲の外に広がっているような、微小な他臓器転移に対しては効果がありません。一方で、抗がん剤はそのような微小な他臓器転移に対して有効と考えられます。ただし、抗がん剤のみで完治が期待できるようながんは限られています。両方の治療の欠点を補い合うことで、治療全体の効果を高め合うのが放射線治療の目的です。

次の3つの目的で抗がん剤が併用されます。

①放射線治療の効果を高める（相乗・相加効果を期待する）
②他臓器転移の予防効果を期待する
③放射線治療開始前に使用し、がんの体積を縮小させ、その後の放射線治療を行いやすくする

または、逆に抗がん剤の欠点を補う形で、次の治療法が行われることもあります。

④抗がん剤が治療の主体であるがんに対して（たとえば肺小細胞がんやリン

パ腫、白血病といった血液腫瘍〔がん〕では）、抗がん剤が届きにくい中枢神経系領域への放射線治療を追加することで治療効果を高める

　同時に用いられる抗がん剤としては、シスプラチンが代表的で、多くのがんで用いられていますが、ほかの薬剤が使用されることもあります。

　それぞれの薬剤を抗がん剤単独として用いる場合に比べると、投与量を減らして使うことが多いため、抗がん剤そのものによる副作用は軽くなりますが、放射線治療の悪影響はいくらか強くなることが多いです。

内分泌療法との併用

　ホルモンレセプターが陽性のがんに対して使用されます。乳がんや前立腺がんに対して行われることが多く、子宮体がんで使うこともあります。ホルモンレセプター陽性の乳がんに対しては、タモキシフェンやアロマターゼ阻害薬といった内分泌療法薬を併用しつつ放射線治療を行います。再発リスクの高い前立腺がんに対しては、男性ホルモンを抑える内分泌療法薬を併用しつつ放射線治療を行います。一般的には、放射線治療と内分泌療法の同時併用によって悪影響が大幅に増えることはありません。

分子標的治療薬との併用

　抗がん剤と比較して副作用が少ないため、近年の研究の進歩により、さまざまな薬剤が開発され、病院で使用されています。たとえば、HER2陽性の乳がんに対するトラスツズマブ（ハーセプチン®）、頭頸部がんに対するセツキシマブ（アービタックス®）、脳腫瘍に対するベバシズマブ（アバスチン®）などといった薬剤です。

　進行期の頭頸部がんに対するセツキシマブと放射線治療の同時併用は、薬物療法（シスプラチン）の同時併用に準じる有望な治療法として2012年より使用が開始されています。セツキシマブ併用に伴う特有の副作用があるため、使用に際しては経験豊富な耳鼻科・皮膚科・腫瘍内科医などとの協力で治療が行われることが増えています。

　また、ベバシズマブなど一部の分子標的薬では、放射線治療と同時併用することによって命にかかわるような有害事象の発生が知られています。これ以外にも、薬の種類によっては、使用している分子標的薬を一時的に休薬し、それから放射線治療を行うなどの対策がとられることがあります。担当の放射線腫瘍医がチェックしていますが、もし使用している薬剤を聞かれたら必ず答えてください。

2 手術との併用はどのような場合に有効ですか。

A がんが大きい場合、正常の機能をできるだけ損ないたくない場合、術後の残存腫瘍を根絶する目的などでは、手術と併用することで、がんが治る率が高くなります。

解説 手術との併用では、3つの治療方法があります。

1. 術前照射

手術前に放射線治療を行うことによってがん（腫瘍）を縮小させ、手術をしやすくします。根治的切除率を向上させる、術後の局所再発率を減らす、切除範囲を小さくして臓器の温存を目指す、などの目的があります。

一般的には、上顎がん、口腔がん、食道がん、直腸がんなどに対して行われています。

2. 術中照射

膵がんに対して多く行われてきた実績があります。がん切除後に残存の可能性のある部位（腫瘍床）に手術中に放射線照射を行い、再発を予防することが目的です。

または進行して切除不能ながんであっても、進行を抑える、または疼痛を緩和するという目的で術中照射が行われます。しかし、そのメリットは限定的で、行うことの負担も大きいので、この治療が行える病院は限られ、現在行われることはほとんどなくなっています。

3. 術後照射

先に手術によって可能な限りがんを切除し、その後、がん残存の可能性のある部位に対して放射線治療を行い、再発や転移の出現を抑えます。

一般的には、脳腫瘍の悪性神経膠腫、頭頸部がん、乳がん、肺がん、子宮頸がん、軟部組織の悪性腫瘍などで行われています。

3 そのほかの治療方法との併用は有効か教えてください。

A 免疫療法などとの併用は有効性が示されてきており、今後も発展することが大いに期待される治療です。

解説 そのほかの治療方法として、次のものが挙げられます。

1. 温熱療法

39 〜 45℃程度の熱を用いたがんに対する温熱療法は、ハイパーサーミアと呼ばれています。わが国では1990年より保険収載となり、がん治療の一環として用いられています。主に「放射線治療や抗がん剤の治療効果を高めること」を目的に使用されています。

多くの基礎的な研究において、温熱のがん治療における有効性が示されています。生体では、正常組織よりもがんのほうが温度が上がりやすいことがわかっています。

放射線治療の効きにくい細胞環境や細胞周期にあるがん細胞に対して効果的であることや、39 〜 42℃程度の低めの温度域では腫瘍内の血流が増加し、放射線治療や抗がん剤の効果を得られやすくなること、43℃を超えるような温度では直接的にがん細胞を死滅させられること、また熱ショックタンパク質を介したがんに特異的な免疫賦活など、多くのメリットが示されています。

広く普及している外部加温法（図1）は、がんの存在する領域のからだの表面を2方向からパッドで挟み込み、高周波電流を流して加温します。パッド内の液体を灌流させ、からだの表面の熱感や痛みを抑えます。1回の加温時間は40 〜 60分程度で、週に1 〜 2回、放射線治療を行っている期間中に合計5回程度行います。タイミングは、放射線治療の照射を行った直後や、抗がん剤の投与日です。

乳がん、頭頸部がんや皮膚のがんなどのからだの浅い部分に存在するがんでは、42℃を超えるような良好ながんの温度上昇を得やすいです。臨床試験においても、ハイパーサーミアを放射線治療に追加することで、がんの消失率が改善することが確認されています。

からだの深部にある子宮がんや直腸がんなどでも、加温装置や加温法の改良がなされて40 〜 41℃程度への温度上昇が可能となり、放射線治療にハイパーサーミアを加えることで治療効果が高まることが臨床試験で確認されています。ハイパ

治療のしくみ

ーサーミアの悪影響としては、加温に伴う熱感、疲労や低温熱傷があり得ますが、多くは一時的なもので軽度です。放射線治療の悪影響が強くなることは通常ありません。

ハイパーサーミアの問題点は、がんの温度上昇が不十分な場合には、効果が得られないことです。また、治療を実施している施設数が少なく、十分な加温を行うための精度管理や、良好な温度上昇が可能な病変の選別が重要です。

図1　温熱療法

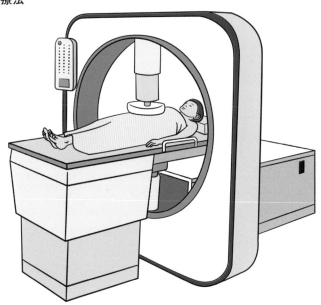

2. 免疫療法、免疫チェックポイント阻害薬の併用

体内の免疫応答、とくにがんに対する免疫応答についての研究には長い歴史があります。1950年代には、「体内で、日々できている多くのがん細胞を監視して、"がん"を未然に防いでいるのは、免疫機構である」という、免疫監視機構理論が提唱されました。その後、樹状細胞の発見とその機能の解明や、腫瘍浸潤Tリンパ球による養子免疫療法の報告など、1980年代までに、抗腫瘍免疫応答の礎となる重要な知見が報告されました。

免疫療法としては、自己の免疫細胞をいったん体外に取り出し、活性化させて体内に再び戻すリンパ球療法が最初に行われました。その後、抗原提示細胞である樹状細胞を用いたワクチン療法や、細胞を使わない免疫療法としてペプチドワクチンが導入されてきています。しかし、いずれの方法も放射線治療との併用で治療成績が向上するといった「確実なデータ」は出ていないため、積極的な併用は行われてきませんでした。

近年、がんと抗腫瘍免疫の攻防が分子レベルで解明されるようになり、放射線治療が抗腫瘍免疫を活性化することを示す基礎実験の成果が相次いで報告されています。図2に示すように、がん細胞に放射線が当たることにより、体内でがん抗原が樹状細胞に取り込まれ、細胞傷害性T細胞と呼ばれるTリンパ球の一種を活性化することがわかってきました。しかし一方で、がん細胞は免疫監視機構をすり抜け、細胞傷害性T細胞の攻撃から逃避していることや、その免疫逃避を助長している分子はがん細胞側、リンパ球側それぞれに発現していることが明らかになり、それらを作用点とした治療戦略が開発されてきました。これが「免疫チェックポイント阻害薬」になります（図3、4）。2014年以降、日本でも、この免疫チェックポイント阻害薬というタイプの薬剤が臨床現場で使えるようになりました。

図2　抗腫瘍免疫応答

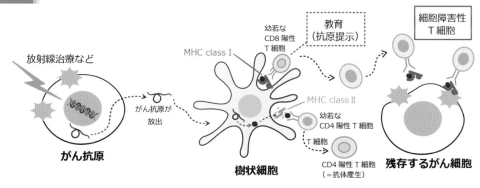

図3

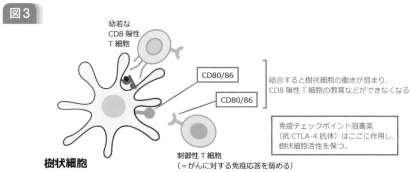

図4

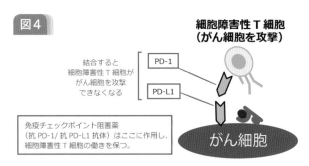

現在、この免疫チェックポイント阻害薬と放射線治療を組み合わせる臨床試験が数多く行われています。両者を併用することにより、悪性黒色腫や非小細胞肺がんなど、複数のがんにおいて、放射線治療の効果を増強したり、局所再発率や遠隔再発率を下げることがわかってきており、今後有望な治療法として注目されています。

　しかし現時点（2019年8月）では、確実な効果が実証されているものは少ないのが現状です。実際に、免疫療法と放射線治療の併用を検討する際には、以下の点に留意しましょう。

・治療の内容、効果

　現在、多様な「免疫療法」が受けられるようになっていますが、万能な治療法はありません。まず、どのような内容の免疫療法なのか、そして、自身の病状に対してどのくらいの効果が期待できるのかについて、十分に確認するようにしましょう。納得できない場合には、その治療を受けないという判断も大切です。

　また、ほかの病院で治療を受ける場合には、まず担当医に相談しましょう。

・治療による悪影響とその対策

　免疫療法についても、ほかの治療と同様に、悪影響が出る可能性はあります。とくに、免疫チェックポイント阻害薬については、消化器系、内分泌系、神経系など、全身のあらゆる臓器に炎症性の免疫反応が発現することが報告されています。予想される悪影響やその対応、悪影響が出た際に受診する医療機関について、治療を受ける前に、担当医に確認するようにしましょう。

・医療制度や使用期間

　検討している免疫療法が、公的保険診療で受けられるのか、先進医療などに指定されていて保険外併用療養費制度が利用できるのか、あるいは、自由診療（患者さんが全額負担）なのか、治療前に確認することも大切です。また、免疫療法については、放射線治療が終了した後にも、長期間にわたって受けることがすすめられるものもあります。使用期間についても、事前に担当医に確認するようにしましょう。

3. 免疫賦活剤

　免疫力を高める目的で、レンチナン、ピシバニール、クレスチン、イムシスト、ベスタチンなどの薬が使用されてきましたが、これらの薬剤と放射線治療との併用で明らかに治療成績が向上したとの報告はありません。

　放射線治療中の白血球減少症に対して使われているアンサー（結核菌熱水抽出物）は、臨床試験において、子宮頸がんの放射線治療成績を向上する可能性があるとの報告があり、放射線治療と併用している病院もあります。

Q14 放射線治療の効果はどのように判定するのか教えてください。

A 放射線治療の効果を見る時期（タイミング）や方法は、治療の目的や病状によりさまざまですが、放射線治療の効果が出てくるまでにはある程度の時間がかかります。通常は放射線治療の終了後1〜2か月ほど経過してから効果判定を行いますが、いつ頃・どのような検査を行うかは、担当医とよく相談してください。

治療のしくみ

1 放射線治療の効果はいつわかるのですか。

A 放射線でがん細胞の遺伝子に傷ができると、がん細胞は遺伝子に傷を抱えたまま無理に分裂しようとして死滅します（**Q9-1**☞32ページ）。細胞が分裂するまで傷の影響が現れないため、放射線治療の効果が出てくるまでにはある程度の時間が必要です。

解説　放射線治療が終わった時点で病巣が消失していることもありますし、残っていても徐々に小さくなることもあります。

治療中に効果がわかることもありますが、あくまで途中経過ですので、まずは予定どおり治療を終了することが先決です。

通常は放射線治療の終了後1〜2か月ほど経ってから、効果判定を行います（効果を見る方法については**Q14-2**☞次ページを参照）。ただし、放射線治療の効果は1回だけの検査で判断できないので、その後も経過を追っていくことが大事です。

2 放射線治療の効果はどのような方法でわかるのですか。

A 治療効果をみる方法として、主に画像検査（内視鏡や超音波なども含む）、診察所見、血液検査、自覚症状の改善が挙げられます。

解説 4つの方法で放射線治療の効果をみます。

1. 画像検査

画像検査では、治療前の画像と比較して病巣のサイズや広がりの変化をみます。病巣が消失していることが理想的ですが、病巣と思われる影が残っていても、その後の経過で消失することもありますし、また、傷あとのようにそのまま変化せず治る可能性もあります。

2. 診察所見

口腔がん、咽頭がん、喉頭がん、子宮頸がんなどは病巣を直接観察できますが、放射線治療中や治療直後では放射線による炎症やむくみがあるため、正しく効果をみることができません。放射線による炎症が治まるのを待って、1〜2か月後に観察します。

3. 血液検査

がんの種類によっては、血液検査で腫瘍マーカーを調べることで治療効果を判定できます。代表的なものは前立腺がんで使われるPSAという腫瘍マーカーです。前立腺がんは進行がゆっくりなため、通常は3か月に1回程度の間隔で数値の変化をみます。

4. 自覚症状

治療の効果は検査だけで判断するものではありません。放射線治療は、痛みやしびれ・脱力、出血、食事のつかえ感、咳や息苦しさなど、つらい症状を和らげるために行われることがあります。そのような場合には、患者さん自身の症状がよくなったかどうかが重要です。骨への転移による骨の痛みが軽くなった、食事が通りやすくなった、息苦しさがなくなった、など患者さん自身の自覚症状の改善は、最もわかりやすい治療効果の見方といえます。

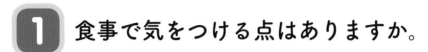

Q15 | 放射線治療中から直後の生活上の注意について教えてください。

❶ 食事で気をつける点はありますか。

> **A** 治療部位によって異なります。放射線が当たったところに炎症が起こるので、頭頸部や消化器以外の部位への照射では、食事に対する影響はほとんどありません。照射部位によっては食事の注意が必要です。とくに、口腔・咽頭や消化管などに放射線が当たる場合は食事に気をつける必要があります。刺激物や消化の悪いものなどを避けて、栄養と水分を効率よくとることが大事です。また、食事の形態、栄養バランスなどにも工夫が必要です。

解説 ▶ **食事に関する全体的な注意**

　ほとんどの患者さんは普段どおりの食事を続けて問題ありません。ただし、放射線治療の内容によっては、食事に関する注意が必要になることがあります。

　食事に影響する症状が起こる患者さんは「症状を助長するものは避ける」、「栄養と水分を効率よく摂取する」ことが大切で、バランスのよい食事をとることが欠かせません。食事量が減って栄養状態が悪くなると照射の効果が落ちる可能性がありますし、最悪の場合、体調不良のために治療を休止・中止せざるを得ないこともあります。

　食事は栄養と水分の補給であると同時に楽しみでもありますから、患者さんの好みをとり入れられるように病院の栄養士と相談するとよいでしょう。糖尿病や高血圧などの慢性疾患について食事の指示を受けている患者さんの場合、治療に合わせて指示内容が変わる可能性もあります。

　治療部位ごとの対策は後述しますが、食事全般に通じる注意として、朝昼晩の1日3食にこだわらず食べられる時に食べられるものを食べられるだけ少しずつ食べるとよいでしょう。食欲がない時に無理してたくさん食べる必要はありませ

治療中の生活

ん。たとえば、ご飯もお茶碗に大盛りにするよりも、一口大のおにぎりのほうが食べやすかったりします。あまりに多くの食事を目にすると、むしろ食欲が落ちてしまうことも起こり得ます。「体力をつけるために栄養のあるものをたくさん食べなければ」とあまりに多く盛りつけることは避けましょう。

　食欲が落ちている時は栄養補助食品である程度補うことができます。医師が処方するもの、薬局などで買えるものなど種類がいろいろありますから相談しましょう。また、「がん治療によい」とうたった栄養食品（サプリメント）が気になる人も多いと思います。これらはがんへの効果がはっきりしないものがほとんどで、成分の内訳が不明なものもあります。かえってからだの害になる場合もありますので、避けたほうが賢明です。

　続いて、照射部位ごとに注意点を説明します。

口やのど、食道

　通常、治療開始後2週間ほど経つと放射線による粘膜炎が起こり、食べ物がしみて痛むようになります。熱いもの、辛味や酸味の強いもの、硬いもの、コショウ・ワサビ・唐辛子などの香辛料、コーヒーやアルコール類は避け、食べ物をよくかんで、少しずつゆっくり飲み込みます。食物を細かく刻む、ミキサーにかけてどろどろにするなどの工夫も必要です。

　痛みが強い時は痛み止めの処方を受けましょう。ある時期から、唾液の分泌が減るため、口が渇いて味覚が鈍くなります。口が渇く時は、パンは牛乳やスープに浸し、ご飯はお茶漬けにしたり、めん類に変えると食べやすいでしょう。

　固形物が食べにくければ、プリン、ゼリー、ヨーグルト、アイスクリームなどかまずに飲み込める食品もよいでしょう。市販の栄養ドリンクよりは、総合栄養食品（商品名：カロリーメイトなど）がおすすめです。医薬品として認可を受けたもの（商品名：エンシュア・リキッドなど）もありますので、担当医に相談してください。

　また、唾液分泌が減ることと歯ブラシが歯ぐきや頬粘膜に当たると痛むため、歯磨きがおろそかになることから、口腔内が不潔になりがちです。放射線腫瘍医に歯科口腔外科を紹介してもらい、口腔の清潔を保ちましょう。どうしても自分の口で食べられなくなった場合は「胃ろう」を造設する手段もあります。頭頸部照射の際、はじめから胃ろうを造設する施設もあります。

下腹部・骨盤部

　下腹部の広範囲の照射の時、吐き気やだるさ、食欲低下や下痢を生じることがあります。ほかの場所への照射でも起こることがあり、とくに抗がん剤を併用す

る患者さんに起こりやすい症状です。においの強いもの、油や脂肪の多いものは避けましょう。温かいご飯の香りが苦手に感じることもあります。めん類・お茶漬け・プリン・ゼリーやヨーグルトなど、のどごしのよいもの、さっぱりしたものが食べやすいでしょう。多くは一時的なもので数日～1週間程度で自然によくなりますが、辛い時は吐き気止めを使うこともできますので医師に相談してください。

　下痢の重い時は「飲み食いするとトイレに行きたくなる」と思いがちですが、飲食を控えると脱水状態になってしまいます。食欲がなくても、下痢で失われてしまう水分と電解質を補給するために、野菜スープやスポーツドリンク、経口補水液などを活用しましょう。あまり冷やさずに少しずつ飲むとよいでしょう。

頭・上腹部など

　頭部全体に照射する際、脳脊髄腔（のうせきずいくう）の圧力が高くなるため、頭痛・吐き気・嘔吐（おうと）などを生じる場合があります。ほとんどの場合、髄液の体外排出を促進する薬剤で防止可能です。疑問点は担当医に相談してください。

　胃腸炎のために胸焼け、腹痛や下痢を起こす場合があります。消化のよいもの、タンパク質の多いものを中心に食べ、消化管に負担がかからないようにしましょう。避けたほうがよいのは生もの、乳製品、油や脂肪の多いもの、辛味や酸味の強いもの、各種香辛料、残渣（ざんさ）（食物繊維）の豊富なものなどです。

　また、胃や膵臓など上腹部の照射ではいつも空腹の状態で照射を受けるように指示される場合がありますので、指示に従ってください。

前立腺

　排便・排尿や排ガス（おなら）に関する注意を受ける場合があります。たとえば残渣の豊富なものを多く食べること、ガムをかむことは、便やガスの量が増えて好ましくありません。こうした注意は治療中の悪影響にはあまりかかわりませんが、便秘を避けて照射の正確さを保ち、治療後の長期的な悪影響を減らすために重要です。施設によっては治療の時間に合わせて、食事や排便・排尿の時間を指定される場合もあります。再現性のある正確な照射のために必要なので、極力、指定された時間を守ってください。

特殊な例

　甲状腺がんの放射性ヨード治療を受けている時は、ヨードを多く含む食品（昆布、ワカメ、ノリなど）を控えてください。検査の時も同様です。担当医から注意があると思いますので、必ず指示に従ってください。前立腺のI-125組織内照

射の時には、とくにヨード制限はありません。

2 入浴、温泉、サウナ、岩盤浴は大丈夫でしょうか。

A 温泉・サウナ・岩盤浴に関しては照射期間中と治療終了直後は避けたほうがよいでしょう。また、海水浴やプールも同様です。

解説 **注意点を守れば、積極的に入浴してもよい**

　全身の清潔を保つ意味でも、積極的に入浴してください。ただし、次の点に注意が必要です。

- あまり熱いお湯に入らないこと
- 長時間入らないこと
- 照射部位を（ネットタオルなどで）ゴシゴシこすらないこと

その理由として、次の2点が挙げられます。

①照射部位は炎症が生じて軽い日焼け状態になっています。日焼けややけどの時と同じ状態と考えてください。
②入浴によって、治療計画の時にからだに付けたマークが消えたり、薄くなったりする可能性もあります。とくに照射部位は石けんで洗ったりせず、シャワーで軽く流す程度にしてください（**Q16-4** ☞ 103ページ参照）。

　治療の際に放射線治療技師がマークをチェックし、薄くなった場合は上から書き直しますが、万が一マークが消えてしまった場合、治療計画をやり直すことになります。マークは絶対に消さないでください。また、皮膚を刺激しますので、入浴剤は使用しないほうがよいでしょう。石けんやシャンプーも、できるだけ刺激の少ないものを使いましょう。
　温泉は、「やけどに効く効能がある」のならばかまわない場合もありますが、そうでなければ入らないほうがよいでしょう。お湯の熱さに加え、温泉に含まれる食塩、硫黄、鉄分などが皮膚にあまりよい影響を与えません。
　サウナ・岩盤浴も上記①、②の理由から、照射中と照射直後は避けたほうが賢

明と思われます。放射線治療が終わり、炎症が改善してからゆっくり楽しんでください。

海水浴やプールも同様です。塩分や塩素、直射日光などが皮膚の状態を悪化させますので、照射中と照射直後は避けたほうが賢明です。

Q8 ☞ 30ページも合わせて参照してくだい。

③ 仕事や家事は今までどおり可能ですか。

A 外来通院の場合、基本的に照射期間中の通院・治療に要する時間的制約以外の制限はほとんどありません。肉体的・精神的に過度の負担とならない程度であれば、今までどおり仕事や家事を行ってもかまいません。

解説 時間的制約

抗がん剤を同時併用する場合などを別として、ほとんどの場合、外来通院で放射線治療を行うことができます。乳がん術後、前立腺がん、喉頭がんなどは一般的に外来通院で十分治療可能です。

放射線治療では、特殊な場合（骨転移の疼痛緩和の1回照射など）を除き、基本的に複数回の通院が必要となります。通常の照射の場合は、放射線が照射される時間そのものは数分なので、治療室に入ってから約15分以内で退室できます。

受付・待ち時間を考慮しても、通常、来院から帰院まで1時間かかるとみれば十分でしょう。通院の時間もある程度希望に添える場合が多いので、治療計画CTを撮る時、担当者に伝えましょう。通勤や通学の都合はできる限り配慮されます。

照射回数は照射方法により異なりますが、通常約10〜35回です（定位放射線治療の場合は1〜5回の場合もありますので、くわしくは担当の放射線腫瘍医に確認してください）。

勤務先やご家族に治療期間や時間などについて説明し、治療時間を十分とれるように了承を得てください。必要であれば担当医が診断書を書きます。基本的には休まずに治療を受けるのが理想ですが、体調が悪い時、急な冠婚葬祭などの時は治療を休んでかまいません。その場合は、必ず放射線治療部に連絡してください。また、あらかじめ休む日程がわかっている時は、早めにスタッフに伝えてください。

身体的制約

　仕事や家事を行ってもかまいませんが、健康体ではないことを自覚してください。"まったく通常どおり" に仕事や家事ができるわけではありません。過度に肉体的・精神的負担のかかる仕事や家事は避けたほうが賢明です。たとえば、重い物を持ったり運んだりするような重労働、危険な作業、時間が不規則な行動、夜遅くまでの作業、極度のストレス負荷などです。

　可能であれば、照射期間中はできるだけ負担を減らした業務に就くことが望ましいと思われます。治療や通院に関して過度に肉体的・精神的負担がかからないように、職場の上司・責任者や同僚に理解を求めてください。必要であれば担当医に依頼して、職場にその旨を連絡してもらうのもよいでしょう。家事もできるだけご家族に支援してもらいましょう。そこから家族の絆が一層強まることもあります。

旅行やスポーツはどの程度できますか。

 旅行やスポーツも、肉体的・精神的に過度の負担がかからない程度でしたらかまいません。

解説　あくまで気分転換やストレス解消のため

　旅行に出かけるのはかまいませんが、治療に差し障りがあるような長期間・長距離の旅行は避けましょう。旅行に行くことにより、リフレッシュしてストレス解消にはなりますが、場合によってはかえって肉体的・精神的ストレスが増す場合もあります。とくに長時間歩行したり、乗り物に乗ったりすることは、からだへの負担が大きいので避けてください。また、極度に気候や気温の異なる地域への旅行も避けたほうが無難です。

　スポーツも同様で、軽いウォーキング、散歩程度でしたらかまいませんが、激しい運動は照射が終わって、体力が十分に回復してからにしてください。とくに照射部位を酷使するスポーツは必ず避けてください。

　旅行もスポーツも「あくまで気分転換・ストレス解消」と割り切ってください。とくに高齢の患者さんでは、筋力・持久力強化のためにスポーツをすることはおすすめしません。不明点は必ず担当の放射線腫瘍医に相談し、許可を得てか

ら行ってください。

5 飲み薬や塗り薬は今までどおり使ってよいですか。

A 一般的な薬はほとんど問題ありませんが、薬の種類や放射線治療の内容により異なるので、一概に断定できません。放射線腫瘍医に現在使用している薬を提示して相談してください。とくに抗がん剤、ホルモン剤、免疫抑制剤、塗り薬や貼り薬などでは注意が必要です。

解説　放射線腫瘍医の診察の際に「お薬手帳」などを活用して、使っている薬やアレルギーの有無について伝えましょう。また、病院からの処方薬以外にも自身で購入して使っている薬やサプリメントがあれば教えてください。民間療法の薬は成分がはっきりしないものもあり、治療中は避けたほうが賢明です。自身の使っている薬について医師に伝えるのは、放射線治療に限らず新しい病院や医師を受診する際にはとても大切なことです。

　一般的な飲み薬はそのまま続けても大丈夫です。ただし、一部の薬では放射線治療や抗がん剤との相互作用が起こり、悪影響が強まるおそれがあります。どんな薬でも肝臓、肺、皮膚などに予想外の悪影響が生じる可能性があります。そのため、医師に確認してから服用するようにしましょう。また、多くの種類の薬を内服している時は、がん治療をきっかけに整理して減らす場合もあります。薬を処方した担当医に相談してください。

　ある種の薬剤と照射を併用すると強い悪影響が起こる場合があります。たとえば、ある種の抗がん剤、分子標的薬や免疫チェックポイント阻害剤との併用で間質性肺炎発症のリスクが増加します。放射線腫瘍医を通じて、その薬剤の処方医に連絡してもらってください。慢性疾患などで継続的な服用を必要とする薬剤が、頭頸部の照射のために服用困難になる場合があります。剤型を変えて粉末や液体にしたり、胃ろうから注入するなどの工夫が必要です。

塗り薬や貼り薬などの外用薬での注意点

　塗り薬や貼り薬などの外用薬について注意すべきことは次の3点です。

①放射線治療のためにからだにつけておく線やテープの目印（マーカー）が薄くなったり、はがれたりしないよう、その周囲に塗り薬や貼り薬を使用

しないでください。

②放射線により放射線皮膚炎が生じるので、照射部位に不用意に貼り薬を貼ると、剥がす時に皮膚も一緒に剥がれてくるので、湿布などの貼り薬は控えてください。

③照射範囲に外用薬を使う前には放射線腫瘍医に相談してください。保湿剤を外用することで皮膚炎を予防したり軽減することができることがありますが、自己判断では使用せず、担当医の指示に従ってください。

6 インフルエンザなどの予防接種を受けてよいですか。

A 一般的には問題ありませんが、必ず事前に担当の放射線腫瘍医に相談してください。

解説 抗がん剤治療を受けている患者さんや、最近まで抗がん剤治療を受けていた患者さんは担当の放射線腫瘍医に必ず相談してください。放射線治療は抗がん剤と異なり、予防接種の可否に関する定説はありません。広範囲や長期間の照射で免疫能が低下するので、体調の悪い時は予防接種を避けたほうが無難です。

インフルエンザの予防接種を希望する患者さんは担当医に相談のうえ、接種の可否を決めてください。時間に余裕をもってすませ、照射箇所近くへの接種は避けてください。おそらくは照射中でも問題ないと思われますが、必ず担当医に相談してください。インフルエンザ以外の予防接種であれば、放射線治療終了まで待つほうが賢明でしょう。

7 タバコを吸ったりお酒を飲んだりしてもよいですか。

A タバコを吸うと放射線治療の悪影響が増強されますので、禁煙を強くおすすめします。状況によりますが、お酒を飲んでもよいと担当の放射線腫瘍医が判断した場合も適量を守りましょう。

解説 タバコががんをはじめとしたさまざまな病気の原因となることはいうまでもありません。治療をきっかけに禁煙されることをおすすめします。

とくに、頭頸部（口やのど）・胸部の照射中の喫煙は悪影響の増強や治療成績の低下につながりますので、絶対に避けてください。頭頸部の放射線治療では粘膜の炎症が起こるので、痛みのために飲酒や喫煙はおそらくできなくなると思われますが、その前に禁酒・禁煙してから治療に臨みましょう。それ以外の箇所についてはタバコが直接影響することはありませんが、タバコがからだに悪影響を及ぼすことはたしかですし、受動喫煙の問題もあります。自力で禁煙することが難しい患者さんは、放射線腫瘍医に相談してください。市販の禁煙補助薬を使ったり、禁煙外来を受診したりしてもよいでしょう。

　アルコールは過度に摂取しない限り、人体にとって必ずしも悪影響を及ぼすものではありませんが、照射部位が頭頸部・消化器などの時は悪影響を助長する可能性があるので、やめたほうが賢明と思われます。

　それ以外の場合は、放射線腫瘍医に相談のうえ、適量を守って楽しみましょう。

8　ムダ毛の処理は今までどおり行ってよいですか。

> **A**　照射範囲内でなければかまいませんが、放射線治療の範囲やその近くのムダ毛の処理はなるべく避けてください。どうしても除毛が必要な患者さんは、照射部位の皮膚を傷つけないように行ってください。

解説　照射部位でなければかまいませんが、照射部位やその近くのムダ毛処理はなるべく避けましょう。通常、照射部位であれば自然に脱毛が生じて処理の必要はなくなりますが、照射部位に一致して毛が抜けるので、見た目が美しくない場合もあります。

　無理に処理するとかみそりなどの刺激により、放射線皮膚炎が重くなるおそれもあります。

　照射の範囲や方向、線量は患者さんごとに異なります。患者さんの想定外の部位に皮膚炎の生じることもありますから、放射線腫瘍医に照射の詳細を確認してください。

　諸事情によりどうしても除毛が必要な場合は、電気かみそり（シェーバー）やクリッパー（バリカン）などを使い、皮膚を傷つけないようにしてください。安全かみそりや除毛・脱毛クリーム、除毛ワックスなどは避けましょう。照射後2〜3か月過ぎて皮膚炎が落ち着いてきたら、従来どおりにムダ毛の処理をしても

かまいません。

　頭部の照射の際には頭髪の脱毛が生じますので、とくに男性の場合、可能であれば事前に丸刈りにしておくのもよいでしょう。

9 あんま、マッサージ、針、灸、エステなどは大丈夫ですか。

A 照照射部位に影響がない限りは大丈夫ですが、判断しにくければ照射期間中は避けたほうが賢明です。乳がん術後のマッサージ・リハビリなどは乳腺外科医や放射線腫瘍医の指示に従ってください。

解説　照射箇所と関係のない部位ならばかまいませんが、照射している部分を無理にねじる、伸ばす、強く押す、熱する、針を刺すなどの行為はおすすめできません。

　前述のように、照射部位には軽い炎症反応が生じているので、そこにさまざまな物理的・化学的な刺激を加えてよいはずがありません。また、骨転移が起こりやすいがん（肺がん・乳がん・前立腺がん・腎がんなど）の場合、潜在的に転移していた骨が無理な外力により骨折する危険性もあります。

　照射箇所でなければとくに害があるとは思えませんが、これらの療法はしっかりした医学的根拠に基づくものでない場合が多いので、照射期間中は避けたほうが賢明です。ただし乳がん術後、手術した側の腕のマッサージやリハビリが必要になる場合もあります。その場合は乳腺外科医や形成外科の指示に従ってください。子宮がんなどで、下肢がむくむ可能性がある場合のマッサージやリハビリも同様です。婦人科や形成外科医の指示に従ってください。

Q16 放射線治療中に不安になりがちな点について教えてください。

A 放射線治療が始まってからも、治療による悪影響の心配などをはじめ、いろいろな不安を感じると思います。そこで、患者さんが心配に思うことが多い事項について解説します。

1 治療の悪影響がない時は、治療効果もないのでしょうか。

A がん細胞と正常な細胞とでは、同じ量の放射線を当ててもその影響の度合いが異なります。ですから、治療の効果（がん細胞が受ける放射線の影響）と悪影響（正常細胞が受ける放射線の影響）の程度は必ずしも比例するものではありません。治療が進んでも悪影響があまりないからといって、「治療が効いていないかもしれない」と心配する必要はありません。

さらに、近年ではCT・MRI・PETなどの画像診断技術の進歩や、コンピュータ技術の発展により、放射線を当てたい箇所（がん）に集中させ、当てたくない箇所（がん周囲の正常細胞）になるべく照射しないように治療できるようになってきました。これにより、治療効果を落とすことなく、治療の悪影響を減らせると期待されています。

また、同じ部位のがんであっても、放射線の当たる範囲や当たり方は患者さんごとに異なり、それによって治療の悪影響の程度も変わりますので、ほかの患者さんと比較する必要もありません。

2 悪影響がいつ出るか心配なのですが。

A 放射線治療の悪影響には、治療中から終了後まもなく現れる急性期の悪影響と、治療が終わった数か月以降に出る晩期の悪影響があります。

解説 治療中に出る急性期の悪影響の時期はおおよそ決まっており、それより前に症状が出ることはほとんどありません。いつ、どこに、どのような悪影響が出るかは治療部位によって異なりますので、担当の放射線腫瘍医からよく説明を受けてください。

治療の悪影響が出る時期をあらかじめ知っておくことで、悪影響の症状が出てきた時にあわてたり、過度な心配をしたりせずにすみます。必要ならば、前もって薬剤を使用することで悪影響がひどくならないように対処もできます。具体的な悪影響と対処法は治療部位ごとに各項で解説していますので、そちらを参照してください。

「これは放射線の悪影響なのかな？」と不安に思う症状があれば、診察の際に放射線腫瘍医に聞いてみましょう。悪影響でなくとも、治療中の患者さんの体調は放射線腫瘍医がしっかり管理していますから、気になる症状があれば何でも相談してください。

治療が終わった後数か月以降に現れる晩期悪影響に関しては、残念ながら悪影響の出る時期はほとんど予測できません。すべての患者さんに現れるわけでもありません。どんな悪影響が出る可能性があるのか、症状が出た時にどうすればよいのかは、放射線腫瘍医からよく説明を受けてください（**Q5-1** ☞ 19ページ参照）。

3 治療箇所と違う場所に印が付いているのですが。

A 治療計画用のCT画像を撮影する際、皮膚や固定具の表面に印を書きますが、これは治療装置の照射口を治療箇所に正確に合わせるための印です。心配する必要はありません。

解説 毎回の治療では、治療計画用のCT撮影の時と同じように、この印を目印にしてからだの位置を合わせます。放射線を当てるのは病気（がん）の部分ですが、がんの周りだけでなく、からだ全体の位置を合わせる必要がありますので、印はがん以外の箇所にも補助的に付いています。

またほとんどの場合、放射線は一方向からではなく、いろいろな方向からがんを目がけて当てます。どの方向からも正確に当てるには、あらゆる角度から見て、からだの状態を毎回同じようにしなくてはなりません。ですから、からだ全体のゆがみやずれを直して、からだ全体の位置を毎回合わせる必要があるのです。これらを考慮して、印はからだ中の必要な位置に書かれています。まったく関係ないような所に印が書いてあっても、ここにも病気があるのかと不安に思う必要はありません。

また、病気の状況によって、がんだけではなく周りの予防領域も含めて放射線を当てる場合があります（**Q12-4**☞76ページ）。すると、放射線が当たる範囲（照射野）の中心が必ずしもがんと一致しないこともあります。

4 治療用の印が消えそうなのですが。

A 位置を合わせるための印（マーク）は、消えにくいインクを使用したり、テープを貼ったりするなど各病院でさまざまな工夫をしていますので、衣類ですれたり、からだを拭いたりする程度では落ちません。**Q15-2**（☞94ページ参照）で説明したように、短い時間ならば入浴も可能です。

解説 毎日の治療の際にマークの状態を確認しますので、消えそうになっていたらスタッフが書き足します。もし消えそうで心配なマークがありましたら、治療の時にスタッフへ伝えてください。

脇の下など、汗をかく場所は印が消えやすいので、土日や祝日などで治療が数日休みの時は注意してください。連休前でどうしても心配な時はマークを書き足したり、テープで保護したりして対応しますので、気軽にスタッフに相談してください。

5 治療中に咳やくしゃみが出そうになったらどうすればよいですか。

A 照射時、スタッフは治療室から出ており、操作室で治療室内の様子をモニタで見ています。咳やくしゃみが出そうな時は手を挙げるなどして合図してください。また、照射するタイミングを放送で知らせることもできますので、咳やくしゃみが心配な時はスタッフに相談してください。

解説 治療中は基本的に、動かずにじっとしていなければなりませんが、咳やくしゃみが出たり、病気による痛みが出たりしてじっとしていられないこともありえます。

治療台に寝て位置を合わせている間は、すぐそばにスタッフがいますので、遠慮なく伝えてください。顔に固定具をしている場合は、必要ならば固定具を外します。からだが動いてしまいますので、落ち着いたら仕切り直して、位置を合わせます。

照射する時、スタッフは治療室から出ており、操作室で治療室内の様子をモニターで見ていますので、咳やくしゃみが出そうな時は手を挙げて合図してください。また、放射線が出るタイミングを放送で伝えることもできますので、咳が心配な時はスタッフに相談してください。

肺の病気などで頻繁に咳が出ている場合には、治療の前にあらかじめ咳止め薬を飲んでもらったり、治療の体位を咳が出にくい楽な姿勢で固定したりするなど工夫することがあります。吐き気や痛みに対しても、吐き気止めや痛み止めを治療前に使用することにより、患者さんごとの症状に合わせて対応します。

Q17 | 脳・脊髄への放射線治療について教えてください。

1 脳に放射線を当てて大丈夫なのでしょうか。治療の悪影響と対処法について教えてください。

A 脳はからだの働きを調節する大切な臓器です。放射線治療は脳の病気を治すことや、進行を抑えるうえで有用な治療です。以下に述べるような症状を伴うこともありますが、これらは生活の工夫や薬剤の使用で抑えることが可能です。症状に注意しつつ、最大限の効果が出るように治療を行います。

解説 脳や目、耳への悪影響と対処法

放射線はからだを通り抜け、当たった部分にだけ反応します。

たとえば、頭皮に放射線が当たると、脱毛と皮膚炎が起こります。脱毛はほぼすべての患者さんに起こりますが、一時的なもので、また生えてくることがほとんどです。皮膚炎は刺激を与えると悪化するおそれがあるので、なるべく頭皮を刺激しないように気をつける必要があります。具体的な対応としては、頭皮を日光に当てない、ブラシやくしの利用を避けるなどが挙げられます。洗髪時を含めたそのほかの工夫は**Q17-7**（☞111ページ）も参照してください。

脳に放射線が当たると、細い血管に炎症が起こることで脳がむくんで、頭痛や吐き気、けいれんがみられることがあります。このような症状に対しては、ステロイドや利尿薬などのむくみをとる薬剤を使用します。なお、けいれんなどの症状がある時は入院が必要になることもあります。

そのほか、耳や目に放射線が当たる時は中耳炎、結膜炎などになることがあります。しかし症状は軽いことが多く、放射線治療が終了したら徐々に改善します。いずれの場合も症状が悪化した時には担当医に相談してください。目の中でもレンズ（水晶体）に当たると白内障になる可能性があります。放射線腫瘍医はできるだけレンズに当たらないように治療の計画を立てていますが、症状がみら

れた場合には、白内障手術と同様に人工レンズに交換をすることもあります。

定位放射線治療の場合

　放射線を脳の一部に絞って強く当てる治療（定位放射線治療、**Q17-4** ☞ 109 ページ参照）では、脳全体に当てる場合よりも、当てた所の影響が強く出ることがあり、まれにけいれんや出血が起こることがあります。これらの症状に対してはステロイドや抗けいれん薬を使用します。この治療法では、照射箇所の周りの正常な組織への影響は少なく、そのほかの悪影響は非常に軽いと考えられます。

図1　脳局所の照射（悪性神経膠腫など）

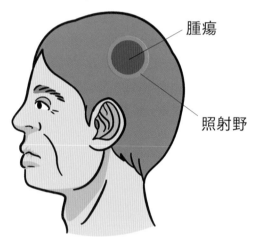

腫瘍

照射野

2 脳腫瘍のタイプによって放射線治療法が違いますか。

A 放射線治療には、すべての脳を含むように照射する全脳照射、腫瘍およびその周囲を中心に照射する局所照射、脳内にある脳室を照射する全脳室照射などさまざまな方法があります。脳にはさまざまなタイプの腫瘍が発生するため、腫瘍のタイプ、局在、大きさ、広がりなどを評価し、手術、薬物療法など他の治療法との併用も考慮したうえで、病態に即した治療を行います。

解説　脳腫瘍には大きく分けて、脳および脳を覆う膜（髄膜）から発生する原発性脳腫瘍と、肺がんなど脳以外の他臓器に生じた悪性腫瘍が血液を介して脳に転移することから発生する転移性脳腫瘍とがあります。

良性の原発性脳腫瘍

　原発性脳腫瘍は、良性のものと悪性のものとに分けられます。

　良性脳腫瘍には、髄膜に由来する髄膜腫、全身のホルモンを調節する中枢である下垂体に発生する下垂体腺腫、聴力を司る聴神経に発生する聴神経鞘腫などがあります。

　これらの良性腫瘍では、手術後に何度も再発を繰り返す場合や腫瘍の悪性化が疑われる場合などに、腫瘍およびその周囲を中心とした局所照射が行われることがあります。

悪性の原発性脳腫瘍

　悪性腫瘍の代表例としては、神経細胞とその線維の間を埋めるようにみられる神経膠細胞（膠はにかわ・のりを意味します）に由来する神経膠腫（グリオーマ）、こどもの小脳に発生することの多い髄芽腫、高齢者にみられることの多い中枢神経系に発生する悪性リンパ腫などがあります。

　神経膠腫や髄芽腫の場合、手術による摘出が基本ですが、腫瘍周囲の正常な脳組織に染み入るように浸潤するため、すべての腫瘍を取りきることは困難であり、ほとんどの場合、手術後に抗がん剤を併用した放射線治療が行われます。

　中枢神経系に発生する悪性リンパ腫では、手術の役割は確実な組織診断を得るための手段にとどめられており、得られた腫瘍の一部から悪性リンパ腫と診断されれば、まずは抗がん剤の大量投与を行い、その後にほとんどの場合で放射線治療が行われます。

転移性脳腫瘍

　転移性脳腫瘍の場合には、患者さんの具合、原発巣および全身の転移の状態、期待される余命などを考慮し、症状の緩和を目的に全脳照射（**Q17-3** ☞下記参照）、定位放射線治療を含む局所照射などの治療が行われます。

3　全脳照射、全中枢神経系照射（全脳全脊髄照射）とはどのような治療ですか。

　全脳照射は脳全体を照射の対象とする照射方法で、全中枢神経系照射はこれに脊髄全体も加えて照射する方法です。

部位別の解説

　全脳照射とは、脳全体を照射の対象とする放射線治療です。白内障のリスクを下げるため、照射する範囲から両眼の水晶体を外し、左右から脳全体を含めるように放射線を照射します。全脳照射の適応となる病気は、脳転移、中枢神経系に生じた悪性リンパ腫などです。全脳照射の悪影響として、照射中の頭痛、吐き気、脱毛、中耳炎、照射後の認知機能低下、学習障害などが起こることがあります。

　一方、全中枢神経系照射（全脳全脊髄照射）は、全脳照射に加え脊髄全体も照射範囲に含める治療法で、全脳全脊髄照射ともいいます。全中枢神経系照射の適応となる病気は、髄芽腫、頭蓋内胚細胞腫瘍のうち悪性度の高いものなどです。治療の悪影響としては全脳照射の悪影響に加え、咽頭・食道・胃腸炎、肺炎、骨髄抑制（白血球・赤血球・血小板の減少）、成長障害、不妊などが起こることがあります。照射範囲が広くなるため、これらの悪影響を考慮し、慎重に適応を決める必要があります。また、全中枢神経系照射の適応となる病気はこどもに多く、照射範囲を制限できる陽子線治療の適応も検討されるべきと考えられます。

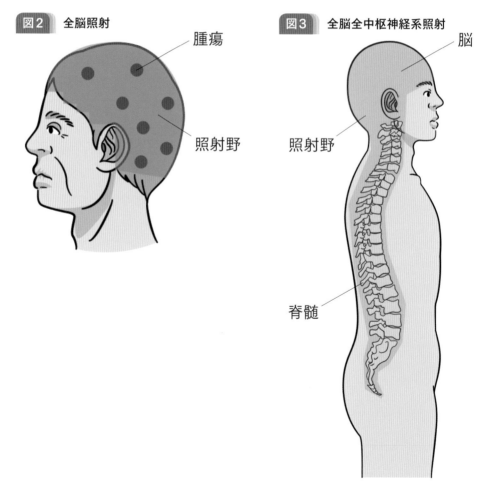

図2　全脳照射　　腫瘍　照射野

図3　全脳全中枢神経系照射　　脳　照射野　脊髄

4 定位放射線治療はどのような時に有効ですか。

A 定位放射線治療は脳転移、聴神経腫瘍、下垂体腫瘍、髄膜腫、脳動静脈奇形（AVM）などの小さく、境界が明瞭な病気に対してよく行われます。

解説 　定位放射線治療とは、三次元で小さなターゲット（照射箇所）を正確に設定し、高い精度で線量を集中的に照射する放射線治療の方法です。比較的境界が明瞭で小さな病気に有用です。定位放射線治療に用いられる治療装置としては、通常の放射線治療にも用いられるリニアック（直線加速器）や、定位放射線治療専用の治療装置であるガンマナイフやサイバーナイフなどがあります。

　脳・脊髄の定位放射線治療が用いられる病気には、悪性・良性腫瘍、脳血管奇形があります。悪性腫瘍では、脳転移に定位放射線治療が用いられますが、個数や大きさなどにより制限があります。良性腫瘍では一般的に、聴神経腫瘍、下垂体腫瘍、髄膜腫、脳血管奇形では脳動静脈奇形（arteriovenous malformation：AVM）に用いられます。

5 脳転移に対する放射線治療について教えてください。

A 症状のある脳転移では手術や放射線治療が有用です。患者さんの全身状態、その後の病状の見通し、脳転移の大きさや個数などを検討し、放射線治療であれば定位放射線治療もしくは全脳照射を行います。限定した小細胞肺がんなどで、治療により良好な効果が得られた場合には、画像上で脳転移がなくても予防的に全脳照射を行うことがあります。

解説 **脳転移に対する放射線治療**

　脳転移には抗がん剤が効きにくいことが多く、とくに辛い症状のある脳転移では手術や放射線治療を行う必要があります。腫瘍が大きく、早急に症状を取り除く必要がある時は手術を行いますが、ほとんどの場合は負担が少ない放射線治療を行います。脳転移の放射線治療は大きく分けて、脳全体を照射の対象とする全

脳照射と、病変のみに高い線量を集中的に照射する定位放射線治療とがあります。脳転移の治療でこれまで標準的に用いられてきた照射法は全脳照射ですが、近年の全身薬物療法などの進歩によって予後が改善してきたことから、「全身状態、予後（病気や手術後における、医学上の回復の見通し）が比較的良好で、脳転移の個数が数個以内、大きさが3cm以内」という基準を満たす場合には、定位放射線治療のほうが選ばれる傾向があります。

全脳照射と比べた場合の定位放射線治療のメリットとして、全脳照射よりも高い線量を用いることで病気の制御率（非再発率）が上がること、認知機能低下が起こりにくいこと、脱毛を伴わないことなどが挙げられます。

一方、デメリットとしては、制御できるのは照射した病気に限られ、のちに新たな病気が出現して再治療を行う場合があること、けいれんや局所的な脳壊死のリスクが高くなること、医療費が高いことなどが挙げられます。

このうち再治療に関しては、積極的にMRIなどで経過を追い、がんの転移が小さいうちに治療を行うことが推奨されています。

限定した小細胞肺がんと診断され、良好な治療効果が得られた場合の予防的全脳照射

肺がんのうち、治療前にがんの範囲が胸部に限局した（他臓器への転移がない）小細胞肺がんと診断され、治療により肺がんがほぼ消失した場合には、脳転移が出現していない段階でも全脳照射を行うことで予後が改善するため、脳に予防的に照射を行うことがあります。

6 脳腫瘍に粒子線治療は有効ですか。

A 水素の原子核を用いた陽子線治療、炭素の原子核を用いた炭素イオン線治療は「粒子線治療」と総称されていますが、通常の脳腫瘍では粒子線治療の利点ははっきりしません。また、まだ研究段階ですが、アルファ線を照射するホウ素中性子捕獲療法は今後の発展が期待されています。

 解説　水素の原子核を加速した陽子線や、炭素の原子核を加速した炭素イオン線を「粒子線」と総称します。粒子線による治療は、現時点では神経膠腫や膠芽腫に対して行っており、通常の治療を上回る成績を出した報告はなく、粒子線治療の利点ははっきりしていません。

陽子線は病気の場所に線量を集中でき、正常脳組織への悪影響を減らすことができますが、腫瘍に対する効果はエックス線と同様です。炭素イオン線は病気の場所に線量を集中でき、効果も高いのですが、正常脳組織への悪影響のため、現在ではあまり用いられていません。一方、頭蓋底部から発生する脊索腫や軟骨肉腫などに対しては、陽子線、炭素イオン線ともによく用いられ、良好な成績をあげています。

また、まだ研究段階ですが、中性子線を用いた治療法があります。腫瘍細胞にホウ素化合物を取り込ませておいて、そこへ中性子線を照射し、アルファ（α）線を発生させる方法（ホウ素中性子捕獲療法）です。アルファ線は飛程（放射線が飛ぶ距離）が短く、それを取り込んだ腫瘍細胞にのみ影響を及ぼし、周囲の正常細胞には影響を及ぼしません。以前は原子炉が必要であったため、数施設でのみ試験が行われてきましたが、近年では原子炉ではなく加速器による中性子の利用が可能になったことと、腫瘍へよく取り込まれる化合物が開発され始めたことにより、悪性神経膠腫に対して臨床試験が始まる段階になりました。まだ越えなければならない点も多いですが、将来性が期待されています。

7 散髪、洗髪、白髪染め、パーマをしても大丈夫でしょうか。脱毛はいつ頃治りますか。

A 頭皮に放射線が当たる場合、皮膚炎を起こして、過敏で傷つきやすい状態になります。清潔を保ち、散髪、通常のシャンプー・リンスを使った洗髪、髪染め、パーマは控えてください。脱毛は一時的なもので、放射線治療終了の数か月後には次第に髪が生え始め、半年〜1年でほぼ元通りの状態に戻ることが一般的です。

解説 放射線の当たった範囲に頭皮が含まれる場合、頭皮は皮膚炎を起こして、過敏で傷つきやすい状態になります。放射線治療終了後1か月程度までは、ぬるま湯またはベビーシャンプーのように刺激の少ないもので地肌をこすらないように洗い流すことで清潔を保ち、散髪、一般的なシャンプー・リンスを使った洗髪、髪染め、パーマは控えてください。その後は主治医である放射線腫瘍医と相談し、問題なければ使用してもかまいません。

また、放射線がかかった頭皮の範囲では頭髪が抜け落ちます。ほとんどの場合、脱毛は治療開始から1〜3週で始まり、目立つようになります。脱毛は一時的なもので、放射線治療が終了すれば、数か月後には次第に髪が生え始め、半年

〜1年でほぼ元通りの状態に戻ることが一般的です。ただし、極端に大量の放射線照射を受けた場合には永久脱毛となることもあります。

8 良性の病気ではどのような時に有効ですか。

A 髄膜腫、下垂体腺腫、聴神経鞘腫などの良性脳腫瘍のほかに、脳動静脈奇形（AVM）や硬膜動静脈瘻、三叉神経痛に対して放射線治療が行われることがあります。

解説 髄膜腫（ずいまくしゅ）、下垂体腺腫、聴神経鞘腫（ちょうしんけいしょうしゅ）などの良性の脳腫瘍では、手術後に何度も再発を繰り返す場合や、腫瘍の悪性化が疑われる場合などに、腫瘍およびその周囲を中心とした局所照射が行われることがあります。

脳動静脈奇形（AVM）は、脳内出血やけいれん発作で発症することの多い脳血管の奇形です。まず手術による摘出を考慮しますが、AVMが脳の深い場所にある場合や、運動・言葉を司る部分にある場合にはリスクが高く、限定された小さな病変であれば、高線量の放射線を集中させることのできる定位放射線治療が有効な治療法の1つとなります。

このほか、脳底部の静脈洞などに生ずる硬膜動静脈瘻でも、定位放射線治療が用いられます。

三叉神経痛は片側の顔面に起こる鋭い発作痛で、とくに手術ができない、または困難な場合、原因となっている神経に対し、ガンマナイフを使用して定位放射線治療を行うことがあります。

9 脊髄腫瘍への放射線治療はどのような時に有効ですか。

A 脊髄の中にできる神経膠腫では、まず手術による摘出を行い、その後に放射線治療を検討します。悪性腫瘍が硬膜外に転移し、硬膜外より脊髄が圧迫されることによる痛み、運動麻痺、感覚障害などの症状が明らかな場合には、症状緩和のため、速やかな放射線治療が必要です。

解説 脊髄は周囲を髄膜（硬膜）と呼ばれる硬い膜で覆われており、脊椎管という骨

でできた入れ物の中に収まっています。

　脊髄腫瘍には、①脊髄そのものより発生する（脊）髄内腫瘍、②脊髄より外で硬膜内にできる硬膜内髄外腫瘍、③硬膜より外で脊椎管内にできる硬膜外腫瘍の3つに分類され、組織のタイプでは、①は神経膠腫、②は神経鞘腫と髄膜腫、③は悪性腫瘍の転移がよくみられます。

　髄内腫瘍（神経膠腫）の治療では、まず手術による摘出を行い、手術だけでは不十分と考えられた場合に放射線治療が検討されます。

　髄膜腫、神経鞘腫は基本的には良性であり、手術による摘出が原則です。悪性腫瘍の硬膜外転移で、とくに脊髄を硬膜の外から圧迫することによる運動麻痺、痛み、感覚障害などの症状を認める場合には、症状緩和のため、速やかな放射線治療が必要となります。神経が麻痺した状態で一定時間以上経つと、元に戻すことができなくなるからです。

10 脊髄圧迫に対する放射線治療はどのような時に有効ですか。

A がんが脊椎へ骨転移して脊髄が圧迫されてくると、胸椎や腰椎では下肢の麻痺や膀胱直腸障害が、頸椎では上肢も含めた四肢麻痺や膀胱直腸障害が起こります。至急、手術（椎弓切除術）や放射線治療により、圧迫を除去することが必要です。放射線治療の緊急照射をします。

解説　骨転移の放射線治療の主な目的は、①除痛、②骨折予防、③脊髄圧迫症の治療と予防の3つに大きく分けられます。①と②に対して放射線治療は大きな役割を果たしますが、③も麻痺や失禁を回避することができるので、患者さんの生活の質（QOL）には大きな役割を果たします。また、骨転移はすべてのがんで発生しますから、日常しばしばみかけます。

　脊髄圧迫症は、脊椎（背骨）への転移がある患者さんではその発症のリスクがありますから、定期的にMRIなどで転移の状況を把握して、病変が脊髄を押しているもしくは近接しているような時には、場合によっては無症状でも予防的に放射線治療を行ってもよいでしょう。麻痺という症状は重いものですし、脊髄の機能障害の回復は、その程度が軽いほど期待できるからです。

　もし発症してしまったら、できるだけ早く治療を行いましょう。症状発生より24時間以内は機能回復の高い時期で、ゴールデンタイムと呼ばれています。

　手術可能である場合には、至急、整形外科的に椎弓を切除して、その後に外部

照射を行いますが、手術ができない場合には放射線治療を行います。放射線の線量は1回3グレイを10回2週間（総線量30グレイ）で投与することが標準的です。また脊髄圧迫を軽減する方法として、ステロイドやグリセリン製剤などの薬剤も投与します。

前立腺がんなどでは、放射線治療の効果が比較的高く、はじめはステロイドやグリセリン製剤で除圧を図るとともに、ホルモン療法を行いながら外部照射を行うことにより、手術なしでも回復が期待できます。

もし運悪く麻痺が発症してしまったら、なるべく早く放射線腫瘍医に連絡してもらいましょう。昼間の放射線治療が行われている時間帯であれば、その日のうちに治療を開始してもらえる可能性があります。早く治療を開始するほど、回復する可能性が高くなります。早く気付くことが大切です。

Q18 頭頸部（顔からのど）への放射線治療について教えてください。

A 顔からのど（頭頸部）は日常生活に欠かすことのできない重要な機能（食べる、話す、味わう、嗅ぐ、聴く、見るなど）が集まった部位です。そのため、この部分の治療では、がんを治すとともに、治療後のQOL（生活の質）を考えて治療の方法を決める必要があります。顔からのどのがんは、がん全体では約5％ですが、放射線治療を実施している患者さんはがん患者全体の約10％います（頭頸部のがんに関しては5〜6割）。放射線治療を選んでいる患者さんが多い理由は、治療箇所の形と働きを損なわずに治療できることが多いからです。

図1 頭頸部解剖側面

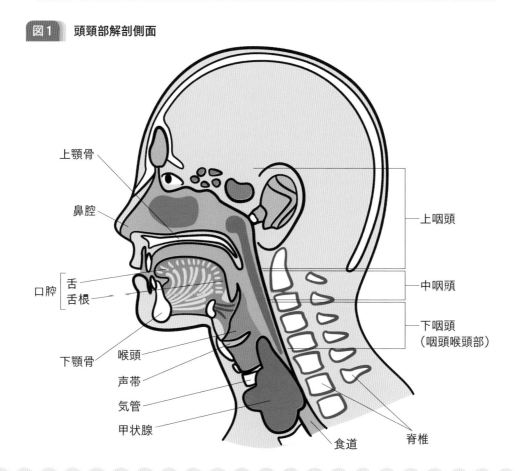

手術より放射線治療のよい点は何ですか。

A 放射線治療では、手術のようにがんがある部分を取るのではなく、がん細胞を放射線で殺して治療しますので、がんがあった場所の正常部分を残して治療できます。そのため、治療の負担が少なく、治療後の生活の質が手術より保たれるなどの利点があります。

解説 ## 頭頸部がんの特徴

頭頸部は食べる、話す、聞く、嗅ぐといった日常生活で大切な機能を受け持っています。顔やくびにできたがんは見た目で他人から気付かれることがあり、手術をした後も見た目（形態）が損なわれることがあります。頭頸部のがん治療では、病気を治すことだけでなく、日常生活に大切な機能を残し、見た目を損なわないようにするという点から治療方法を考えることが大切です。また、頭頸部では、扁平上皮がんという、放射線が比較的効きやすいがんが多いのも特徴です。

放射線治療のよい点

放射線治療はがんができた部分を取ってしまうのでなく、がん細胞が正常細胞より放射線に弱い性質を利用して、がん細胞だけを殺すことを目的にしています。そのため、正常な臓器の形や機能を残したまま、がんを治すことができるという利点があります。小さながんでは、正常組織はそのままでがんだけがなくなりますし、大きながんで骨や組織ががんに置き換わってなくなっている場合でも、放射線治療でがんが治れば、なくなっていた骨や組織は時間（数か月）をかけて再生し、元の形や機能を取り戻すことが期待できます。

手術の問題点

手術はがんの部分を切って取り除く治療で、大きく取れば再発の可能性が低くなる治療といえます。しかし問題点は、手術で取り除いた組織は再生せず、大きく取れば機能や見た目を損なうことです。最近では、頭頸部外科専門医により綿密に計画された縮小手術、形成外科医による再建手術（切除した部分に自分のからだの組織や人工物を移植して修復する手術）などの発達もあり、見た目を保つ面では大きな進歩が見られています。しかし、全般的に手術後の機能面での再生はまだ難しいのが現状です。

2 喉頭がんは声への影響はありませんか。

A 放射線治療では手術のようにがんがある部分を取って治すわけではありませんので、声帯は元のまま残ります。患者さんによっては声が多少太くなることがありますが、影響はほとんどないといえます。治療直後は炎症で声がかれることがありますが、のどを安静にしていれば、数か月以内に元通りの声に戻ることがほとんどです。

解説 ## 喉頭がんの特徴

声は左右の声帯を密着させることで出ますので、声帯の密着性が悪くなると声への影響が出ます。喉頭がんは、声帯やその周囲の組織から発生するがんです。がんのしこりにより声帯の密着性が悪くなると、早くから声がれが起こるため、比較的早い段階でがんが見つかることがほとんどです。

治療法は放射線治療または手術で、がんが進行した場合には、抗がん剤や分子標的薬を併用します。手術は、早期では声帯を削ってがんを取り除き、やや進行した状態以上では声帯を切除してがんを治すので、声への影響が出ることがほとんどです。ただし、喉頭の摘出後に声帯を使った普通の発声ができなくなった場合は、食道を使って声を出す食道発声や、人工喉頭を用いる方法があります。

放射線治療による声への影響

放射線治療によって声帯にしこりとしてできていたがんが消えれば、声帯は元のように密着するため、声は元通りになることがほとんどです。しかし大きなサイズのがん、声帯を動かす筋肉（声帯筋）まで広がっていたような進行期のがんの場合は、声帯の密着性が戻らずに、声への影響が残る場合があります。

放射線治療中から治療後1か月くらいは、粘膜や喉頭の炎症などの悪影響によって、嗄声（かすれた声）やのどの違和感の症状は治療前より悪くなります。このような症状が出ている間は大きな声を出すことを控えたり、蒸気や薬剤の吸入によって炎症を抑えたりするなどの注意が必要です。のどの安静が保てないと炎症が長引き、喉頭のむくみなどが起こるので、声はいつまでも改善しません。良い声に戻るためには患者さん自身の自制が大切です。

禁煙の重要性

　治療中～治療後の喫煙は、喉頭炎や喉頭のむくみを引き起こし、声が悪くなる原因となるだけでなく、治療効果を低下させることもあります。喫煙している患者さんは喉頭がんと診断された時点で禁煙し、禁煙をずっと守ることが大切です。

図2 声帯の安静時と発声時（上）、声門にがんができている状態と手術で声帯を削って声帯がくぼんでいる状態（下）

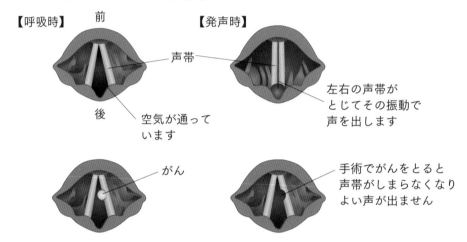

【呼吸時】　前　　　　　　【発声時】

声帯

左右の声帯が
とじてその振動で
声を出します

後　　　空気が通っています

がん

手術でがんをとると
声帯がしまらなくなり
よい声が出ません

③ 治療法を選ぶ時のポイントはどのような点ですか。

　A まずは機能や形態の保持を考えながら、手術主体か放射線治療主体かを選択します。放射線治療を選択した場合、通常の外部放射線治療に加えて、強度変調放射線治療、小線源治療、粒子線治療などをおすすめすることがあります。進行例では、放射線治療に抗がん剤や分子標的薬などの薬物療法の併用をおすすめすることがほとんどです。

解説 **手術か、放射線治療か**

　頭頸部がん治療の2本柱は手術か放射線治療です。一般的には、機能や形態の保持を考え、加えてがんの放射線感受性を考慮しながら治療方針を決めていきます。早期がんでは放射線治療が選択され、進行がんで「放射線治療＋薬物療法」

でも根治が難しい場合は手術が選択されることが多いのですが、放射線が効きにくいタイプのがん（**Q9-2**☞35ページ参照）では、早期でも手術をおすすめします。ごく早期のがんで部分的な切除をしても機能や形態に影響を及ぼさないと考えられる場合も、手術をおすすめすることがあります。

（**Q9-2**☞35ページ参照）

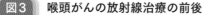

図3 喉頭がんの放射線治療の前後

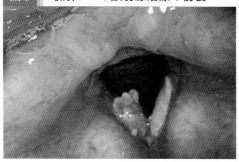
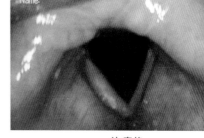

治療前 　　　　　　　　　　　　　　　治療後

さまざまな種類の放射線治療

放射線治療を選択した場合、通常、外部放射線治療が行われます。早期がんでは放射線治療単独、進行がんでは放射線治療の効果を高める目的で薬物療法（抗がん剤や分子標的薬）が併用されます。外部照射は6〜7週間かかるのが普通です。

図4 早期喉頭がん（左）と進行中咽頭がん（右）の照射野

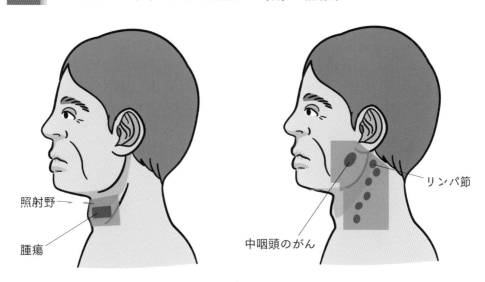

照射野

腫瘍

リンパ節

中咽頭のがん

外部放射線治療の悪影響で問題になるのが粘膜炎に加え、唾液腺障害（**Q18-4**☞次ページ参照）です。唾液腺障害は耳下腺への照射線量を下げることでよくな

（**Q18-4**☞次ページ参照）

部位別の解説

ることがわかっており、近年では、唾液腺障害を改善するために強度変調放射線治療（IMRT：**Q11-4** ☞59ページ参照）が頭頸部がん治療に使われるようになってきました。

　舌がんや頬粘膜がんなどの口腔がんでは、直接がんにラジオアイソトープの線源を刺入して治療を行う小線源治療（組織内照射：**Q11-7** ☞65ページ参照）も行われます。小線源治療は体内に針を刺すという侵襲がある一方、線源に近い場所のみに照射されるため、周りの正常組織への悪影響が少ないという利点があります。

　視神経や脳の近くにがんができた場合（眼の腫瘍、副鼻腔がんや鼻腔がんなど）、がんに十分な放射線を当て、大事な組織の線量をできるだけ減らす目的のために粒子線治療（陽子線治療や重粒子線治療）をおすすめすることがあります。

　また、通常の放射線治療では効果が低い腺がんや腺様嚢胞がん、悪性黒色腫や肉腫などのがんには、重粒子線治療が効果を発揮します。

4 口やのどの治療による悪影響と対処法について教えてください。いつ頃治りますか。

　口やのどの治療による悪影響で主なものは粘膜炎、味覚障害、唾液腺障害とそれによって起こる口内乾燥、皮膚炎です。治療を始めて2～3週間から症状が出始まり、治療を終えて1か月くらいで症状が落ち着くことが多いのですが、口腔乾燥は長引きます。口やのどの安静に加えて、うがい薬、吸入薬、飲み薬、塗り薬などで対処します。

解説 ### 治療による悪影響の種類

　放射線治療では治療した部分に効果も悪影響も起こります。

粘膜炎（口内炎や咽頭炎）

　放射線治療により、放射線が当たった口の中やのど、鼻の粘膜が荒れて粘膜炎になります。治療を始めて2～3週間から炎症が現れ、食べ物や飲みものが飲み込みにくくなったり、痛みを感じたり、声がかすれたりします。症状が強い場合は、消炎鎮痛剤などを使用しますが完全には症状を抑えられません。症状がある間は、刺激のある食べ物を避け、会話を制限するなど、口やのどの安静が大切で

す。通常、粘膜炎の症状は治療が終了してから2週間くらいで軽くなり、4〜6週間で収まります。

図5 放射線による粘膜炎

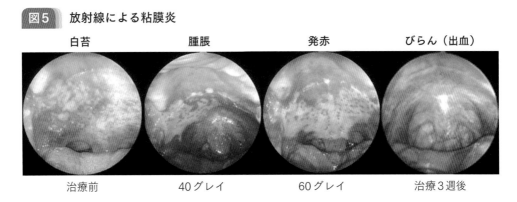

| 白苔 | 腫脹 | 発赤 | びらん（出血） |
| 治療前 | 40グレイ | 60グレイ | 治療3週後 |

味覚障害

治療範囲に舌が含まれると、味覚を感じにくくなります。味を感じる細胞が放射線により機能低下するためです。苦味など特定の味だけが強く感じられたり、一時的にまったく味覚を感じなくなる場合もあります。半年〜1年くらいで徐々に回復するのが一般的ですが、炎症が強かった患者さんのなかには微妙な味が感じにくくなる人もいます。

唾液腺障害／口内乾燥

耳下腺などの唾液腺（唾液を作る臓器）に放射線が当たると唾液の分泌が悪くなり、口の中が乾燥します。口の中の湿り気を保つためにこまめに水を飲む、あるいは粘膜をコーティングする効果があるうがい薬（市販のもの）を使うとよいでしょう。

治療後半年〜2年程度で症状が軽くなることが多いのですが、治療前の状態まで戻らずに口の中の乾燥感が続くことがあります。放射線治療後の口腔乾燥症に対する内服薬がありますので使用するとよいでしょう。また唾液分泌の低下によって虫歯が悪化することがありますので、定期的な歯科医受診などの口腔ケアは重要です。

皮膚炎

放射線治療を受けて2〜3週間くらい後から、放射線が当たった皮膚が赤くなったり、かゆくなったりすることがあります。塗り薬、かゆみ止め、痛み止めなどを使用して対処します。ほとんどの場合、症状は治療終了後2〜4週間のうちに落ち着いてきますが、皮膚に軽い色素沈着が長く残ることもあります。また、

皮膚の乾燥感が続くこともあり、その際はかゆみを伴うこともありますので、保湿軟膏などを使用します。

5 治療中のひげ剃りや化粧品の使用は問題ありませんか。

A ひげ剃りは電気シェーバー等の刺激の少ないもので軽く行い、かみそりの使用は皮膚の荒れがひどくなることがあるのでやめましょう。放射線が当たっている部分への化粧品の使用は、原則的には避けてください。

解説　**放射線治療の皮膚への影響**

　放射線治療は、病気の部分だけでなく、その周りや皮膚にも放射線が当たるため、治療回数が増えてくると、放射線が当たっている部分は日焼けの時のように赤くなったり、乾燥してかゆくなったりします。やむを得ず皮膚に多くの線量がかかる治療では、やけどのように水ぶくれになったり、皮膚がむけたりすることがあります。

皮膚への刺激を避けましょう

　このような状態の時の皮膚は、刺激に対してとても弱くなっていますので、直射日光を長時間浴びたり、かゆい部分をかいたり、首元をきつく締め付けるような衣類や、肌触りが硬めの衣服を着たり、石けんでゴシゴシ洗ったり、刺激のある化粧品をつけたり、絆創膏等のテープ類を貼ったりすると、症状が悪化してしまいます。

　これらの皮膚を刺激する行為は避けましょう。首の皮膚への保護として、糊の効いたワイシャツなどは望ましくなく、襟元が大きく開いている衣服を着用し、スカーフなどを首に巻いて衣類と日光の刺激から守るとよいでしょう。

ひげ剃りは電気シェーバーで

　ひげ剃り等のムダ毛の処理も同様で、できることならまったく行わないことが望ましいですが、衛生上行ったほうがよいことがありますので、石けん、ジェル、クリームとかみそり（T字のひげ剃り）を用いずに、電気シェーバーを使用して、軽く行う程度にしてください。

化粧品は医師に相談を

　メントールや揮発性の成分が入っている化粧品は刺激になりますので、絶対に使用しないでください。お化粧も皮膚を刺激しますので、放射線が当たっている場所は避けましょう。ただし、皮膚を保護する目的の日焼け止めや保湿軟膏は、使ったほうが症状を抑えられることがあります。化粧品や軟膏を使ってよいかは自分だけで判断せず、医師に相談してから使用しましょう。

治療以後しばらく経ったら「普段どおり」で大丈夫

　皮膚の変化は、放射線治療終了後1～2か月でほぼ元に戻りますので、その後は以前と同様に、ひげ剃りや化粧品の使用は問題ありません。皮膚を保護する目的の日焼け止め（SPFの高いものがよいでしょう）や保湿軟膏は積極的に使ってください。

6　歯みがきや歯科治療は問題ありませんか。

　口の中に放射線が当たる治療を受けている患者さんは、歯ぐきや口の中の粘膜が弱っていますので、普通に歯みがきをするのは避けましょう。歯ブラシを使う時は歯だけ磨いて、歯と歯ぐきの間や舌は専用のスポンジやブラシ、綿棒などで清掃しましょう。放射線が当たった部分の抜歯は、照射後年数が経っても下顎骨の壊死などの原因となるので、必ず担当の放射線腫瘍医に相談してからにしてください。

解説　口腔内の衛生は大切です

　口の中に放射線が当たると唾液の量が減り、口が乾燥しやすくなります。それが原因となり、治療が進むにつれて徐々に口内炎が悪化していきます。口の中の汚れには、食物のかす、歯垢、舌苔、歯石がありますが、歯垢は細菌の塊（歯垢1g中の細菌は約10億個）で、歯垢が原因で口内炎が悪化します。口の中を清潔にすることで口内炎の悪化を予防できますので、放射線治療中は口腔内の清潔を心がけましょう。

口腔内清掃の方法

　放射線治療で弱っている歯ぐきや舌、口の中の粘膜を歯ブラシで強く磨くと、傷をつけてしまい、粘膜炎を悪化させます。歯ブラシを使う時は歯だけ磨いて、歯ぐきまで歯ブラシが当たらないようにしてください。歯と歯ぐきとの間や舌は専用のスポンジや舌ブラシ、綿棒などでそっと丁寧に清掃しましょう。うがいはメントールなどの入っていない医療用のうがい薬を使いましょう。

放射線治療前の歯科治療

　歯科治療（虫歯治療や抜歯等）は放射線治療が始まる前に終わらせておくことが大切です。放射線治療が当たっていると口の中の免疫力は低下してきますので、細菌の巣である虫歯があると、そこから口内炎が悪化します。また、放射線治療後の抜歯などの血が出るような処置は、歯を抜いた部分や処置した部分が治りにくく、長期間傷がふさがらないこともあります。

　そのため、2年以内に抜歯を必要とするような虫歯や親知らずがある場合には、放射線治療が始まる前に抜歯をしておいてください。放射線治療をすることが決まったら、歯科を受診して口の中の状態を診てもらい、放射線治療が始まる前に処置をしてもらうことが大切です。また、放射線治療中に口の中を清潔に保つ方法や歯みがきの方法なども併せて相談しておくとよいでしょう。

放射線治療後の歯科治療

　放射線治療による口の中の悪影響（口内炎など）は、治療が終わった後、徐々に回復しますが、口が渇くなどで口腔内の免疫状態は低下しているので、放射線治療後も引き続き口の中を清潔に保つことが重要です。治療後も歯科を定期的に受診して、虫歯を早めに治療するなどし、口の中を清潔に保つことを心がけましょう。

7 甲状腺がんへの放射線治療について教えてください。

A 甲状腺がんの放射線治療は、放射性ヨードを飲む治療法（放射性ヨード内用療法）が一般的です。放射線をからだの外から当てる外照射法は、手術や放射性ヨード内用療法が適応とならない場合や、これらの治療後の追加治療として行われています。

解説

甲状腺がんの一般的な治療方針

甲状腺がんの治療は第一選択が手術です。手術後の補助療法として、一部のタイプの甲状腺がんでは、放射性ヨード内用療法（放射線を出すヨードのカプセルを飲んでからだの内側から病変部に放射線を照射する治療法）が行われることがあります。甲状腺にはヨードを取り込み、甲状腺ホルモンを分泌する性質があります。その性質から、体内に摂取された放射性ヨードは甲状腺組織と病気の部分に集まって、そこから放射線が出ることで甲状腺がんを治療できます。

放射線が病巣に集まりますので、甲状腺から離れた部分に転移していた場合にも効果が期待できます。つまり、甲状腺がんの放射性ヨード内用療法とは、放射線を出すヨードカプセルを飲むことで、ヨードが甲状腺や転移した場所に集まり、甲状腺がんを治療する治療方法なのです。

放射線ヨード内用療法の実際

放射性ヨードはカプセル状の飲み薬で、飲んだ後は微量の放射線が汗や尿（排泄物）と一緒にからだの外に出ますので、専用の病室に入院して治療することが必要となります。微量ですが放射線が出ますので、入院してから数日は病室から外に出られません。数日で放射線を出す機能は低下していきますので、その後は病室から外出可能になります。

なお、放射線ヨードが治療の標的である病気の部分によく集まるようにするために、治療開始2〜3週間前から、①ヨードを含む食事（海藻類、昆布加工品等）を制限し、②甲状腺ホルモン剤の内服を中止します。一方で甲状腺がんの放射線外部照射法（からだの外から放射線を当てる方法）については、一般的に選択される機会が少ないため、くわしくは担当の放射線腫瘍医に相談してください。

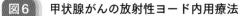

図6 甲状腺がんの放射性ヨード内用療法

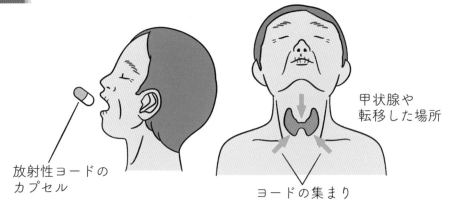

放射性ヨードの
カプセル

甲状腺や
転移した場所

ヨードの集まり

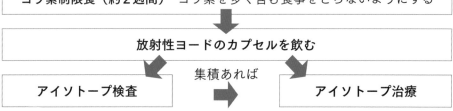

ヨウ素制限食（約2週間）　ヨウ素を多く含む食事をとらないようにする

放射性ヨードのカプセルを飲む

アイソトープ検査	集積あれば	アイソトープ治療

8 眼の腫瘍ですが視力への影響はありませんか。

A 　眼の腫瘍の種類と大きさや、どの部分に放射線が当たるかによって放射線治療が視力に影響する程度は変わります。視神経に強い放射線が当たる場合には、視力への影響が大きくなります。しかし、眼球摘出手術による失明に比べると視力が温存できますので、影響は少ないといえます。眼の悪性黒色腫や涙腺腫瘍では粒子線治療が有用です。

解説 **眼腫瘍の治療**

　眼の腫瘍には、悪性黒色腫、網膜芽細胞腫、悪性リンパ腫、涙腺腫瘍、転移性の腫瘍などがあり、病気の種類や場所、大きさによって、治療の方法が違います。放射線治療以外には、手術、レーザー光凝固、薬物療法などがあります。手術で眼球摘出（目を取り除く手術）をすると失明してしまいますので、放射線治療で、視力への影響を最小限に抑えて、なおかつ腫瘍をしっかりと治すことを目的とすることは有意義です。

眼腫瘍に対する放射線治療の種類と選択

　眼の腫瘍に用いられる放射線治療には、通常のエックス線治療のほかに、陽子線治療、重粒子線治療、小線源治療があります。

　悪性リンパ腫、網膜芽細胞腫や転移性の腫瘍ではエックス線治療が選択されることがほとんどです。網膜芽細胞腫はこどもの腫瘍ですので、放射線治療による長期の影響を考えて、まずほかの選択肢を検討して、行う場合も慎重に考慮した末に行われます。

　悪性黒色腫や涙腺腫瘍には重粒子線治療が有効です。陽子線治療と小線源治療も有効ですが、日本ではほとんど行われていません。

眼腫瘍に対する放射線治療の影響

　放射線の量や当てる場所と範囲により、視力への影響は違います。視神経に強い放射線が当たる場合には視力への影響が大きくなり、ある量を超えると視力は回復しません。レンズに放射線が当たると白内障が起こりますが、通常の白内障と同じ手術で治療することができます。その他の部分では大きな影響はありません。

胸部（乳房、肺、食道など）への放射線治療について教えてください。

1 肺がんの治療法を選ぶ時のポイントはどのような点ですか。

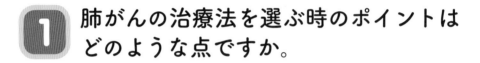

A 肺がんの治療法を選ぶにあたって大事なポイントは、1.がん細胞の種類や特徴、2.がんの進行度、3.患者さんの体調（合併症など）と考え方、の3つです。

解説 **1. がん細胞の種類と遺伝子変異および抗体からみた特徴**

　がん細胞の種類は、痰や胸水の中に混じっていたがん細胞、もしくは気管支鏡検査などでとってきたがん細胞を病理診断科の医師が顕微鏡で見て判断します。がんの細かな特徴は調べたい項目ごとに特殊染色などを追加して調べます。

　がん細胞の種類は、①小細胞肺がん、②非小細胞肺がん、の2つに大きく分けられます。小細胞肺がんは薬物療法や放射線治療が効きやすい一方で進行が速く、転移の頻度が高いといった特徴があります。また、比較的早期であっても、薬物療法や放射線治療を中心とした治療が行われます。

　小細胞肺がん以外の肺がんは非小細胞肺がんです。早期の場合、手術の対象となります。従来、非小細胞肺がんはひとまとめに同じ治療がされていましたが、近年はがん細胞の種類（扁平上皮がん、腺がん、大細胞がんなど）や、がん細胞の特徴（*EGFR*遺伝子の変異、*ALK*遺伝子の異常など）によって、抗がん剤や分子標的薬を細かく選択して治療が行われるようになっています。

　さらには、細胞表面のタンパク質の状態（PD-1およびPD-L1）による特徴も治療を考えるうえでの重要な因子です（これは本庶佑先生のノーベル賞受賞と「オプジーボ®」の値段の高さで大変有名になりました）。

　遺伝子変異の状態からみた「がん細胞の特徴」を重視した治療は「がんゲノム医療」といわれ、まさに始まろうとしています。医療界としても国家ぐるみで取り組もうとしており、2019年6月に「遺伝子治療が保険適用になった」と聞いた

方も多いと思います（正確には、「がん遺伝子パネル検査が保険適用される場合がある」という意味です）。

　前述の*EGFR*遺伝子変異以外にも、がんの成長に多くの遺伝子がかかわっていることがわかってきました。これらには「がんの成長をうながす遺伝子」と「がんの成長を抑制する遺伝子」があり、それらを調節する薬剤を開発すれば治療効果が期待できます。しかし、それに関与する遺伝子は何十もの種類があることがわかってきたので、順番にそれを検査していては時間と費用がかかってしまい実用的でありません。

　遺伝子検査を一度に高速に解明しようとするものが「がん遺伝子パネル検査」です。

　一方、遺伝子検査は文字どおり「自分のがんは遺伝するのか」「親ががんならどうしたらいいのか」という問題に関連することもあるので、2019年9月までに認定された「がんゲノム医療拠点病院（等）」で統括されています。

2. がんの進行度

　がんの進行度は、①原発巣の大きさ、周囲への浸潤の程度、②リンパ節転移の程度、③他の臓器への転移（頭、肝臓、骨、反対側の肺などへの転移）の有無、の3つの要素を合わせて判断します。

　気管支鏡検査、CT検査、MRI検査、PET検査などの結果からIA期からⅣ期までの7段階に分けられます。Ⅰ〜Ⅱ期は局所に限定した段階で局所療法（手術療法や放射線治療）などが行われることが多く、Ⅲ期は局所で進行した段階で放射線治療（±薬物療法）が主体、Ⅳ期は他臓器転移がある段階で薬物療法や分子標的薬・免疫チェックポイント阻害剤などの全身薬物療法が中心となります。Ⅳ期でも他臓器転移の個数が少ない（5個以下）場合をオリゴメタスターシスといい、全身薬物療法に加えて手術療法、放射線治療などの局所療法を加えることで生存期間が長くなる場合があることが報告されています。

3. 患者さんの体調（合併症など）・考え方

　患者さんが手術療法や放射線治療、抗がん剤治療や分子標的薬などの治療に耐えられるか、患者さんの年齢や心臓・肺・腎臓・肝臓の機能、そして合併症（とくに間質性肺炎や肺気腫など肺の病気）の状態を合わせて判断します。最近は、高齢でも元気な患者さんが手術療法や強度の強い放射線治療、薬物療法を受けるケースも増えてきています。

　一番重要なのは患者さん本人の治療に対する考え方です。「自分は何を目標にして、どのような治療を受けたいのか、または受けたくないのか」をご家族や放

射線腫瘍医、看護師などのスタッフと十分相談して納得したうえで、治療に取り組むことが大切です。そのためにも、病気や自身の体調、治療についての疑問点などはどんどん医療スタッフに聞いてください。

2 一般的な肺がんの放射線治療はどのように行うのでしょうか。

A 約6週間かけて、肺の腫瘍と転移リンパ節に放射線治療を行うことが一般的です。病状によって、抗がん剤などの薬物療法を併用します。

解説 肺がんに対する一般的な根治的放射線治療（おおむねⅡ期からⅢ期の肺がんが対象）では、通常の分割照射で治療が行われます。分割照射とは、決められた量の放射線を少しずつに分けて照射することにより、病気の細胞を選択的に死滅させる一方、正常の細胞は守ることができる方法です。具体的には1回2グレイか1.8グレイを1日1回、週5回照射し、6週間で60グレイ程度の放射線を照射します。分割照射の利点は、肺の腫瘍だけでなく、転移リンパ節全体を含めて安全に照射できることで、周囲の微小転移があり得る領域にも予防的に照射を行うこともできます（図1）。上下に走行する青線は絞り器（リーフ）を示し、絞り器がない部分は放射線が照射される部分となります。ピンク色の丸い部分は肺がん、オレンジ色はリンパ節と、がんが広がっているかもしれない部分も含めた標的です。この標的に対し、2～4方向から放射線を照射して立体的に放射線量を調節します。

図1 肺がんの放射線治療（3D-CRT）における一般的な照射範囲

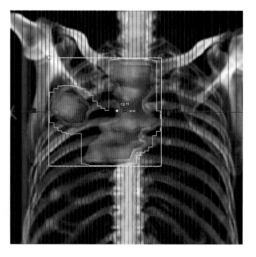

肺がんの治療においても手術療法、薬物療法（抗がん剤など）、放射線治療などが利用されますが、上記の分割照射を行う場合は、薬物療法を組み合わせて治療すると、効果がよくなることがわかっています（**Q19-6**☞135ページ参照）。

　ほかにも初期治療ではなく、手術後に残った病気や再発したがんを完治する目的で放射線治療を行うこともあり、この場合も治療方法は同様になります。また、いくらか病気が進行した状態でも、食道や静脈の通過障害の改善を目的に、緩和医療として放射線治療を行うこともあります。

　腫瘍が小さくてリンパ節転移がない場合（おおむねIA期）では、現在でも手術が標準治療です。しかし、患者さんの年齢や体力などの状態、ご自身の希望によっては、定位放射線治療（**Q11-2**☞53ページおよび**Q19-4**☞次ページ）が行われることも増えてきました。

図2　肺がんの照射野の例

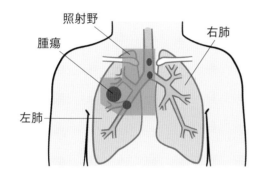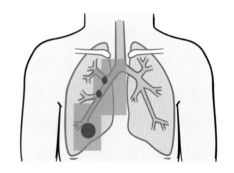

照射野
腫瘍
右肺
左肺

3　肺気腫や間質性肺炎があっても治療できますか。

A　肺気腫（はいきしゅ）や間質性肺炎（かんしつせいはいえん）があっても放射線治療ができないことはありませんが、肺気腫や間質性肺炎の状態等によっては悪影響のリスクが高いため治療をおすすめできない場合もあります。

解説　**肺気腫がある場合**

　肺気腫がある場合に問題になる点は、①正常な肺が少ないこと、②治療前の呼吸機能が悪いことの2点です。肺がんの放射線治療を行うと、肺にある程度の機能低下が起こります。同じ範囲に同じような機能低下が起こっても、肺気腫がある場合には呼吸機能への影響が大きくなります。

最悪の場合は、肺がんより先に呼吸機能の低下で命を落とすことになりかねません。近年、放射線治療装置の精度が向上し、肺気腫のある場合でも正常な肺をなるべく多く残して呼吸機能を保てるような治療が行える場合が多くなってきてはいますが、治療前検査の結果によっては治療の強さを弱める、もしくは治療しないという選択肢を含めて、放射線腫瘍医と慎重に相談してください。

間質性肺炎がある場合

　間質性肺炎がある場合に問題になる点は、肺気腫の問題点である前述の①、②に、③間質性肺炎の急性増悪（間質性肺炎が急に重症になってしまう）のリスクがあること、④重症な放射線肺炎が起こるリスクが高いことを加えた4点です。

　とくに③間質性肺炎の急性増悪が問題で、重症になることが多く、それが原因で命を落とすこともあります。特発性間質性肺炎が合併する肺がん症例に対する放射線治療後の急性増悪の頻度は24〜31％と報告されていますが、少数例の検討であったり、治療を行うかどうかの判断によるバイアス（統計誤差）があったりして、はっきりとはわかっていません。

　治療前に間質性肺炎と診断されていない場合でも、CT検査で肺に微細な間質性陰影（間質性肺炎の時に見られる影）がある場合には、間質性肺炎の急性増悪や重症の放射線肺炎が起こるリスクが高い可能性が考えられます。

　また通常、放射線肺炎の頻度や重症度は放射線の量と放射線が当たる肺の体積の関係である程度は予測できる場合が多いのですが、間質性肺炎がある場合には放射線の量や放射線が当たる肺の体積に関係なく、放射線肺炎が発症して重症化する場合があり、治療できるかどうかの判断が難しい場合が少なくありません。

　急性増悪や重症放射線肺炎の危険性が高いと考えられる場合は、「治療しない」選択肢を含めて、放射線腫瘍医と慎重に相談していきます。

 ## 4 肺がんに対する定位放射線治療とはどのような治療ですか。

> **A** 定位放射線治療は一般向けの報道で "ピンポイント照射" の名前で紹介されている治療で、原発性肺がん、転移性肺がんを問わず5cmまでの比較的小さい病変が対象となります。定位放射線治療の特徴は、1.高精度の位置合わせ、2.病気へのビーム集中、3.1回高線量で短期間治療、の3つです（Q11-2☞53ページ参照）。

解説　定位放射線治療には３つの特徴があります。

1. 高精度の位置合わせ

①治療中の動きを小さくするためにからだをしっかりと固定する、②呼吸による腫瘍の動きの影響がなるべく小さくなるよう対策をとることによって、からだや病変の位置を5mm以下の精度で、精密に合わせます。

2. がんへのビーム集中

①たくさんの方向（5方向以上）からの放射線をがんに集中させる、②がんを中心として回転しながら放射線を出す、などの方法で治療のビーム（放射線）をがんに集中させます。がんには非常にたくさんの放射線が当たり、肺などの周辺臓器に当たる放射線は少なくなるので、安全に1回高線量での治療を行うことができます。

3. 1回高線量の短期間治療

1回に高い線量（一般的には5グレイ以上）、かつ短期間（一般的には2週間以内）で治療を行います。病気に対して短期間にたくさんの放射線が当たることで、通常照射よりも治療効果が高くなります。

図3　定位放射線治療の治療例

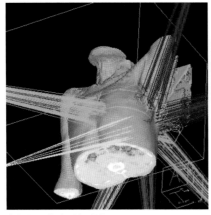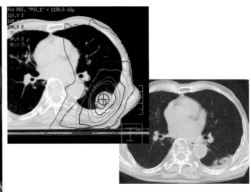

（市立甲府病院提供）
多方向からがんの周囲に放射線が集中して当たっている（左）
治療後数か月で、がんはほぼ消失した（右）

これら3つの特徴から、定位放射線治療は通常の放射線治療と比べて治療効果が高く（生存期間が長い）、安全性が高い（悪影響が少ない）治療といえます。Ⅰ期の非小細胞肺がんに対する治療の場合、3年生存割合は55～76％と報告さ

部位別の解説

れており、放射線肺炎を含めて治療が必要となるような悪影響が起こる確率は100人に数人程度です。

　ただし、腫瘍が肺の中心近くにある場合は、治療内容によっては気管支が閉塞してしまったり、食道に潰瘍ができたり、穴が空いたりするような重い悪影響が起こる可能性もあります。また、肺の辺縁にある場合には、肋骨骨折や重い皮膚炎などの悪影響の可能性も考えられます。腫瘍の大きさ、場所、合併症の内容などに合わせて適切な固定や位置合わせの方法、放射線の量などを調整し、患者さんごとに最適な方法で治療を行います。

5 肺がんに対する粒子線治療はどのような時に有利ですか。

A 肺がんに対して粒子線治療が有利なのは、「間質性肺炎や肺気腫などの合併症をもった患者さんへの治療」「エックス線が効きにくいタイプのがんに対する治療」の場合です。

解説　通常の放射線治療はエックス線を使いますが、粒子線治療では陽子線、重粒子線（炭素イオン線）を使って治療をします。陽子線や重粒子線での治療は、高度な技術を要する大型の装置や多くの専門スタッフが必要で、限られた施設でのみ行われています。粒子線治療は病気の部分のみに高い線量を当てることが可能で、とくに重粒子線はエックス線が効きにくい腫瘍（肉腫など）に対しても効果が期待できるといった特徴があります。

1. 間質性肺炎や肺気腫などの合併症をもった患者さんへの治療

　粒子線のビーム特性により、腫瘍への放射線量を確保しつつ、周囲の正常肺に当たる放射線量をエックス線治療に比較して格段に小さくすることができます。そのため、間質性肺炎のある患者さんに治療を行っても、間質性肺炎急性増悪や重症放射線肺炎発症のリスクが小さくなり、肺気腫のある患者さんに治療を行った場合の呼吸機能の低下のリスクも小さくなります。

2. エックス線が効きにくいタイプのがんの患者さんに対する治療

　エックス線が効きにくいタイプの肺がんとしては、骨軟部腫瘍（骨肉腫など）

や悪性黒色腫、腺様嚢胞がんなどからの転移性腫瘍があります。これらの腫瘍に対する治療の場合には、エックス線よりも効果が期待できる重粒子線治療を積極的に検討します。

図4 肺がんに対する陽子線治療の線量分布図（放射線の当たり方）

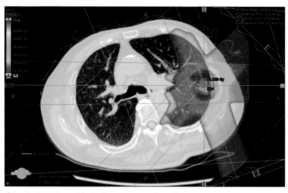

（相澤病院陽子線治療センター提供）
粒子線のビーム特性（ブラッグピーク）によって、腫瘍には高線量を投与しながら、食道や脊髄などへの照射線量が低く抑えられている。

6 肺がんで放射線治療に薬物療法を加える必要はありますか。

A 小細胞肺がんの治療では薬物療法は必要です。また、局所進行期（がんが大きく周囲に浸潤するリンパ節転移があっても他の臓器への転移がない状態）の非小細胞肺がんの治療では、放射線治療に抗がん剤治療を加えることで放射線治療だけの場合と比べて治療効果がよくなる（生存期間が延びる）ことがわかっています。放射線治療と抗がん剤（薬物療法）を合わせて行う治療を「化学放射線療法」といいます。

部位別の解説

解説 化学放射線療法は、薬物療法と放射線治療とを同時に行う同時併用化学放射線療法と、薬物療法と放射線治療を分けて順番に行う逐次併用化学放射線療法に分けられます。一般的には、同時併用化学放射線療法のほうがより効果が高いとされています。

化学放射線療法は、放射線治療だけの場合と比べて治療効果が高いのですが、悪影響も強くなります。具体的には、食道炎（食道の粘膜がただれたようになって、水や食事を飲み込む時につかえ感や痛みを感じる）、肺炎（肺に炎症が起こって咳や高熱が出たり、息切れが強くなる）、骨髄抑制（貧血、白血球が減って

高い熱が出たり、血小板が減って出血が止まりにくくなる）などが起こる可能性が高くなり、起こった場合の重症度も高くなります。とくに、肺炎は命にかかわることもあります。

治療効果の高さ、悪影響の頻度や強さ

　治療効果の高さ、悪影響の頻度や強さは、①放射線治療の範囲と線量、②一緒に使う薬の種類と量、③放射線治療と薬物療法のタイミングなどで変わります。体調や病気の状態に合わせて、治療効果と悪影響のバランスをとりながら、患者さん個々に最適な方法が考えられます。

　定位放射線治療（**Q11-2** ☞53ページ）に薬物療法を加えることによって治療効果が高まるかどうか、安全に治療が行えるかどうかは、まだわかっていません。

　また、イレッサ®などの分子標的薬（**Q13-1** ☞82ページ）を放射線治療に加えることによって治療効果が高まるかどうか、安全に治療が行えるかどうかもまだわかっていません。

 肺がんに対する放射線治療の悪影響と対処法について教えてください。

　　A 肺がんに対する放射線治療の悪影響は、1.放射線肺炎、2.放射線食道炎、3.骨髄抑制、4.胸水と心嚢水貯留（しんのうすいちょりゅう）、5.放射線皮膚炎、6.放射線宿酔（すい）などです。

解説 ### 放射線肺炎

　肺に放射線が当たることによって起こる肺炎です。肺がんに対する放射線治療の悪影響で最も重要なもので、起こる確率は高くありませんが、命にかかわることもあります。治療中から治療後1年くらいにかけて多くみられますが、多くは治療後3か月以降に出現します。

　放射線肺炎のほとんどは、放射線が通過した範囲のみにエックス線写真やCT検査で肺炎の影が見えるもので、とくに治療をしなくても時間とともに影が消えていきます。熱が出る、咳が出る、息切れがするなどの症状が出てきた場合は、治療が必要になる場合があります。症状は細菌やウイルスによって起こる肺炎とよく似ていますが、対処法はまったく異なり、酸素投与やステロイド剤による治

療が中心となります。近年ではステロイド剤を必ず使うわけではなくなってきました。

症状が出た場合には、早期の対応が重要となります。発熱、咳、息切れなどの症状が出てきたら、早めに病院に連絡してください。

放射線食道炎

肺がんに対する治療で食道に放射線が当たった場合に、治療開始から数週間経つと、食道の粘膜がただれたようになって飲み込む時につかえ感や痛みを感じることがあります。抗がん剤を一緒に使う治療では、一時的に痛み止めの麻薬を使うこともあります。また、食事ができなくなったりすることもありますので、粘膜を保護する薬や炎症止めの薬を使って対応します。食道炎になる率は比較的高いのですが一過性の影響で、治療が終わった後約2週間～1か月で治まります。

骨髄抑制

広い範囲に放射線を照射したり、照射の際に抗がん剤を一緒に使ったりした場合に起こることがあります。骨髄抑制になると、治療中に白血球や血小板が減少したり、貧血になったりすることがあります。白血球が減少すると、抵抗力・免疫力が落ちて感染症にかかったり、高熱が出たりします。

重度の白血球減少に対しては、白血球を増やす注射を打つことがあります。血小板が減少すると、出血が止まりにくくなったり、出血しやすくなったりします。貧血になると動悸がしたり、疲れやすくなったりします。重篤な血小板減少に対しては、経過観察または内服薬で対処することがほとんどです。血小板を輸血することがありますが、通常は血小板がそこまで減少することはありません。

胸水・心嚢水貯留

胸膜（肺の周りの膜）や、心膜（心臓の周りの膜）に放射線が当たると、炎症を起こして肺と胸郭の間や心臓と心膜の間に滲出液が溜まることがあります。頻度は高くありません。滲出液（炎症で溜まるリンパ液のようなもの）が少量であれば問題ありませんが、多量になると呼吸困難や心不全を起こす可能性があります。利尿剤の内服や、針を刺してからだの外に滲出液を抜き出すことで対応します。

放射線皮膚炎

放射線が当たった部分の皮膚に赤くなる、かゆみが出る、ヒリヒリするなど、日焼けのような変化が起こることがあります。皮膚に近い所に病巣がある場合に

起こりやすい悪影響です。炎症止めの軟膏を塗って対処します。皮膚炎の部分を
かいたり、テープを貼ったりすると、炎症が悪化することがあり、注意が必要で
す。ほとんどの場合、肺がんに対する放射線治療が問題になることはありませ
ん。

放射線宿酔（放射線酔い）

　原因はよくわかっていませんが、放射線治療をはじめてから比較的早い時期に
むかつき、食欲低下、嘔気、頭痛、倦怠感などが起こることがあります（起こる
のは10人に1〜2人ほどです。軽度のものが多く、薬などを飲まなくても自然
に治る場合がほとんどです）。

　薬を飲むと、比較的早く症状が治まりますので、食事が食べられないような場
合には、吐き気止めなどを処方することがあります。

8　乳がん術後の放射線治療は必要なのでしょうか。

> **A** 乳房を温存する手術を受けた患者さんは、温存した乳房に放射線治療
> を行うことで乳房内の再発が減って、生存率が明らかに上がることが
> わかっています。
> 乳房を切除する手術を受け脇の下のリンパ節に転移があった方、とくに4個
> 以上のリンパ節転移があった患者さんは、術後の領域に放射線治療をするこ
> とで、生存率が明らかに上がることがわかっています。
> したがって、いずれの場合も術後の放射線治療を強くおすすめします。

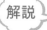

早期がんでは放射線治療のおかげで乳房を温存しても治るようになった

　乳がんの診断方法や治療方法が未発達だった頃は、乳房を全部切除する手術が
主流でした。しかし早期診断が可能になり、治療法も進歩し、乳房を全部取らな
いで治せるのではと考えられるようになりました。乳房温存療法が発表されたの
は1981年のことで、手術後の放射線治療は、温存した乳房や周囲のリンパ節か
らの再発を防ぐために行います。乳がんに対する手術の目的は目に見えるがんを
取り除くこと（図5）で、術後放射線治療の役割は手術で取りきれなかった可能
性がある目に見えないがんを完治することです。乳房照射は日本乳癌学会の乳癌

診療ガイドラインでもすべての乳房温存術後の患者さんにおすすめしている標準治療です。

　乳房温存術後の患者さんでは、照射しないと約30％で乳房内再発が起こりますが、温存乳房に放射線治療を行うことにより乳房内の再発が70％減ることがわかっています。さらに、乳房内再発を防ぐことにより生存率も向上することがわかっています。

図5　乳房温存手術

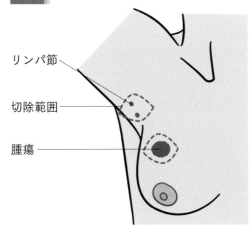
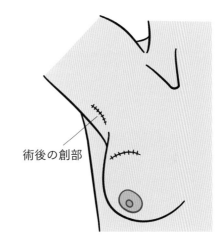

リンパ節

切除範囲

腫瘍

術後の創部

乳房切除術の場合

　手術で脇の下のリンパ節転移が4個以上あった場合、乳房を切除した胸壁と鎖骨の上下の部分に放射線治療を行うと、再発を明らかに低く抑えられることがわかっています。リンパ節転移が1〜3個の場合や、もとの腫瘍が5cm以上の場合でも、放射線治療による再発の予防効果が示されています。

　内側の乳がんなどでは、胸骨のわきのリンパ節領域にも放射線治療を行うことがあります。

　以前は、放射線は照射された範囲のみに効果があるため、照射部の再発を低下できても、生存率の上昇には結びつかないとの説もありました。しかし長年の研究により、手術後の放射線治療により、生存率が向上することが明らかになっています。

　早期乳がんの場合、手術のみでは乳房内再発は約30％ですが、放射線治療も行った場合、それを10％以下に減らせます。放射線治療によって、乳房の切除範囲は小さくすることができたのです。

9 乳房温存術後の放射線治療はどのようにするのでしょうか。

A 3〜6週間かけて、温存した乳房全体に放射線治療を行います。腕を挙げてからだの表面の乳房だけに当たるようにします。さらに、年齢や再発のリスクに応じて、しこりがあった部分だけに追加照射（ブースト照射）を行うことがあります。

解説 　温存した乳房全体に数週間に分けて放射線治療を行います。この際の姿勢は、両腕を挙げて、からだの表面の乳房だけに当たるようにする接線照射で行います。

図6 温存乳房照射

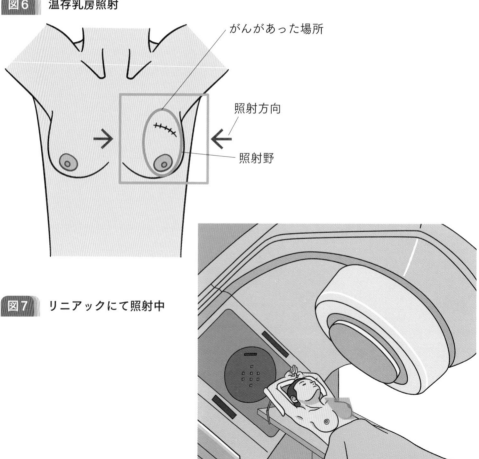

がんがあった場所

照射方向

照射野

図7 リニアックにて照射中

からだの下斜めから右の乳房だけに照射されています。

局所再発のリスクが高い方（50歳未満、脇の下〔腋窩〕のリンパ節転移あり、病理検査でリンパ管・脈管浸潤あり、切除断端あるいはその近くにがん細胞があった、などの患者さん）では、全乳房照射後に、がんがあった部位への追加照射（ブースト照射）が推奨されています。

　また、脇の下のリンパ節転移が4個以上あった患者さんでは、がんがあった側の鎖骨の上下への照射もすすめられ、胸骨のわきの内胸リンパ節に転移がある患者さんなどでは内胸リンパ節領域への照射も行います。

　線量分割（治療期間）には大きくわけて2通りの方法がありますが、施設によっては1通りしか行っていないこともあります。担当医とよく相談して自分にあったほうを選んでください。

①寡分割照射法（短期治療法）：3〜4週間

　欧米を中心に、乳房照射を3週間くらいで行う寡分割照射（短期照射）が、効果と有害反応が従来法と同じで利便性に優れることから一般的に行われるようになっています。日本でも2013年より乳がん診療ガイドラインで、年齢50歳以上、5cm以下の腫瘍、全身薬物療法を行っていない、線量均一性が保たれる患者さんでは、寡分割照射法が通常分割法とならんで一般的になりました。今では、多くの患者さんが寡分割照射法を選ばれるようになっています。1回の線量は2.66〜2.7グレイで16回、3週間が一般的です。さらに、局所再発のリスクが高い患者さんでは、乳房照射後に、がんがあった部位への数回の追加照射（ブースト照射）を行います。

②通常分割法（従来法）：5〜6週間

　従来は、1回2グレイで25回、5週間、総線量50グレイの照射が一般的に行われてきました。この1回2グレイという線量は、科学的根拠で決められたものではなく習慣的に選択されたものでした。放射線治療技術の進歩により1回の線量を少し増やしても悪影響が同じ程度かむしろやや少ない程度に抑えられることがわかってきました。寡分割照射法と同様に、局所再発のリスクが高い患者さんでは、乳房照射後に、がんがあった部位への数回の追加照射（ブースト照射）をおすすめしています。

　欧米では、再発のリスクが低いタイプのごく早期のがんに対して、乳房全体でなくがんのあった部分のみに照射する方法もありますが、日本ではまだ一般的ではありません。

　手術の後いつまでに放射線治療を始めるべきかについては、今のところ明確な

医学的根拠はありませんが、近年は、照射する時期によって効果の差がほとんどないことがわかってきました。薬物療法（抗がん剤）も必要である場合は、放射線治療よりも先に薬物療法を行うことが一般的です。

10 乳房切除術後の放射線治療はどのようにするのでしょうか。

A 約5週間かけて、乳房を切除した胸壁と鎖骨の上下の部分に放射線治療を行います。腕を挙げてからだの表面の胸壁だけに当たるようにします。

解説 切除した乳房全体に、約5週間に分けて放射線治療を行います。この際、両腕を挙げた姿勢で、からだの表面の胸壁だけに当たるようにする接線照射が使われます。

内側の乳がんなどでは、胸骨のわきの内胸リンパ節領域にも放射線治療を行うことがあります。いずれの部分でも、線量は1回2グレイの放射線を25回照射することが最も一般的です。

図8 乳房切除後照射の照射範囲

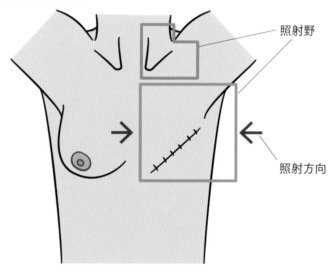

照射野

照射方向

11 乳がん術後の放射線治療の 悪影響と対処法について教えてください。

A 放射線治療部位の皮脂腺、汗腺の働きが落ちて皮膚がかさかさしたり、ほてったりすることがあります。治療の後半に軽い日焼けのような放射線皮膚炎が起こりますが、保湿剤や軟膏で対処すれば1か月くらいで治ります。そのほか、まれですが肺炎などが数か月後に起こることもあります。

解説 悪影響には、1. 治療中と直後、2. 数か月後、3. 数年以降に起こるものがあります。2. はまれ、3. は極めてまれですので、過剰な心配は不要です。

1. 治療中と直後

治療中と直後には、放射線皮膚炎と全身倦怠感が起こることがあります。

放射線皮膚炎

ほぼすべての患者さんが治療の後半から終了後2週ごろに、ある程度の皮膚炎（日焼けのような皮膚の発赤、ヒリヒリ感）を経験します。放射線治療部位の皮脂腺、汗腺の働きが落ちることが皮膚炎を助長しますので、保湿クリームの使用をおすすめします。

クリームを塗る時は、放射線腫瘍医に相談のうえ、照射の目印の線を消さないように注意して塗ってください。日焼けのような症状が強い時は、ステロイド外用剤を使用します。人によっては、わずかな色素沈着や乾燥感が残る場合があります。

全身倦怠感

とくに何も感じない人がほとんどですが、時に倦怠感を自覚することがあります。その時はゆっくり休んでください。

2. 数か月後

まれですが、数か月後に放射線肺炎が起こることがあります。

放射線肺炎

治療後数か月から1年くらいの間に、照射範囲に接する肺を中心として肺炎になることがあります。咳、発熱などが主な症状で、「普通の風邪と違うな」と思ったら、放射線腫瘍医に相談してください。5%以下の確率で発症する悪影響ですが、確率は低いものの、治療をしないと悪化して重症化する可能性がありま

す。

　治療は、ステロイド内服剤などの薬剤の使用が主体となります。健康診断などで指摘されるような、照射範囲に一致したわずかな肺炎のような影は、症状がなければ対処の必要はありません。

　また、1％程度の患者さんでは放射線が通過していない部分にも大きく肺炎が出現することがあります。その原因はよくわかっていませんが、時間経過とともに消退します。

3. 数年以降

　極めてまれですが、数年以降に上肢浮腫、上腕神経障害、心膜炎・心筋炎、二次発がんが起こることがあります。

上肢浮腫

　手術した後の脇の下（腋窩）には放射線治療を行うべきでないとされていますが、なんらかの理由で行った場合に生じる悪影響です。通常は手術が原因のことが多いです。浮腫が出現した場合、リンパマッサージと弾力スリーブの着用で対処します。とくに浮腫がなくても、手術した側の腕はあまり締め付けないようにして、ケガをしないように注意しましょう。

上腕神経障害

　鎖骨上下に放射線治療を行った場合に、体格により1％程度の頻度で起こるとされますが、症状が重いものはまれです。

心臓への影響

　胸骨傍への放射線治療を行った場合心筋への悪影響が報告されていましたが、現在の技術ではさほど心配ありません。左側の乳房あるいは胸壁照射の場合は狭心症や心筋梗塞が増加すると報告されて以降は、心臓をブロックして照射するようになっていますので、これもほとんど心配する必要はありません。

二次発がん

　治療後10年以上経過した後の、もとのがんとは別の新たながんの発生が、放射線治療しなかった人に比べてごくわずかに多いとの報告があります。がんの種類は、反対側の乳がん、肺がん、白血病などですが、その可能性は極めてわずかなので、放射線治療によるメリットのほうがはるかに高いといえます。

12 乳がんを手術せずに 放射線治療で治せますか。

A 臨床試験などで、乳がんを手術せずに放射線治療で治すような試みはありますが、現状では手術と組み合わせて治療することが、効果と悪影響の観点から最良の治療法です。治りが悪かったり悪影響が強くなったりする場合もありますので、よく考えて慎重に選択してください。

解説　適切に治療を行えば、乳がんは治りの良いがんです。そのため、治療にあたっては、治療の負担、治療後の生活への影響などを考慮しながら、最もよい方法を選びます。放射線治療だけでがんを完全に治すことができないわけではありませんが、手術と組み合わせた治療よりも治る率が悪く、悪影響が強いのが一般的です。放射線治療だけで治そうとすると、多量の放射線を照射する必要があり、美容的（見た目）にも不利となります。

　近年は、がんの小さいリンパ節転移のない早期乳がんに対して、定位（ピンポイント）放射線治療や粒子線治療を行うことにより、手術をせずに治す試みが行われています。しかしまだ臨床試験レベル（薬剤や医療機器の安全性や有効性を確認するため、治療を兼ねて行われる試験）の試みであり、受けたい場合は、担当医の説明をよく聞いて慎重に選択してください。これらは、医療経済的にも標準治療になる可能性は低く、よい治療であったとしても自費で受けるべきものでしょう。

　現在、乳がんを手術せずに治療する目的は、手術では切除しきれない進行乳がんの「症状緩和」がほとんどです。そのなかには、薬物療法と放射線治療により完治したという報告もありますが、手術と放射線を組み合わせる治療法で治る確率よりは低いといえます。

13 放射線治療後に乳房再建はできますか。乳房再建後には放射線治療はできないのですか。

A 放射線治療後に乳房再建、乳房再建後に放射線治療、どちらの順番でも可能です。ただし、放射線治療は皮膚の機能を落とし傷の治りを悪くしますので、放射線治療後の再建では感染、壊死などの起こる可能性が少し高くなります。

　乳房切除術後の放射線治療は、脇の下のリンパ節に転移があった場合、とくに4つ以上のリンパ節に転移があった場合に、再発を予防するために役に立ちます。

乳房再建の方法

　乳房再建の方法は2つあります。1つは自分自身のお腹や背中の筋肉（自家組織）を用いて再建する方法です。傷は大きくなり手術の負担は増しますが、自分のからだで乳房の形を作ることができます。もう1つは人工乳房（インプラント）により再建する方法です。まず組織拡張器（エキスパンダー）を入れて皮膚を伸ばしてからインプラントに入れ替えます。こちらのほうが負担が少なく、一般的です。

　どちらも有害事象として乳房の変形や拘縮、脂肪壊死、感染等が起こる可能性があり、インプラントの場合は、インプラントを取り出さなければいけなくなることもあります。

乳房再建の時期

　乳房再建の時期は、がんの切除と同時に行う場合と、後から行う場合の2つあります。がんの切除と同時に乳房を再建した場合は、手術後の病理診断で放射線治療の必要性がわかります。自家組織の場合は、傷が十分落ち着いてから放射線治療を行います。人工乳房での再建の場合は、エキスパンダーが入った状態ではなく、インプラントへの入れ替えを行った後に、放射線治療を行います。

　放射線治療を行った後に乳房を再建したい場合、放射線が当たった皮膚は、細かい血管の流れが悪く、皮脂腺や汗腺の働きなどの機能が落ちているので注意が必要です。傷の治りも悪いので、経験豊かな形成外科医と担当の放射線腫瘍医との連絡を密にして、後悔のない再建手術を受けてください。

14 食道がんの治療法を選ぶ時のポイントはどのような点ですか。

A 最も重要なポイントは病気の進行度（病期）です。食道がんの治療は、大きく分けて手術と放射線治療とがあり、病期によって薬物療法を組み合わせることが一般的です。早期の場合は、手術のなかでも内視鏡による切除のみで治療可能な場合もあります。頸部食道がんでは、発声や飲み込みの機能を重視して、手術よりも放射線治療を選択する傾向にあります。

食道がんの病期

　ほかのがんと同じく、食道がんの病期は①もともとの腫瘍の進展範囲、②リンパ転移の有無と個数、③他臓器転移の有無の3つの要素で決まります。食道を含む消化管のがんで重要なのは、①のなかでもとくに深達度（消化管の壁に対する深さ方向の進展）です。

　図9は、食道の壁を拡大したものです（上が内腔側）。内腔側の表面から順に、粘膜上皮、粘膜固有層、粘膜筋板、固有筋層という層があります。がんは、内腔側の表面に発生して、次第に深く成長します。

図9　食道がんの深さ方向への進展

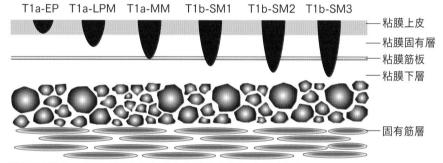

（『食道癌取扱い規約　第11版』日本食道学会 編、金原出版）

治療の選択：内視鏡的粘膜切除の適応

　深達度による治療方針は以下のとおりです。
　　①がんの深さが粘膜固有層にとどまる場合（図9のEPとLPM）：
　　　内視鏡的粘膜切除
　　②がんが粘膜筋板よりも深い層に達した場合（図9のMM以上）：
　　　手術または放射線治療
　近年は内視鏡技術の発達により、内視鏡治療のみで完治が見込める場合が増加しました。がんが深い場合は、リンパ節転移の可能性を考慮する必要があるので（MMの場合は約10%）、内視鏡的治療のみでは不十分です。

内視鏡的切除の適応ではない場合

　開胸手術または放射線治療が必要になります。放射線治療を行う場合は薬物療法も同時に行うことが標準です。手術と化学放射線治療とのどちらかを選ぶ際のポイントは病期で、次の2点を考慮しながら選択します。
　　①深さ方向の進展が、食道筋層にとどまるかどうか

部位別の解説

②リンパ節転移の有無と範囲

さらに、以下の4つの因子も重要です。

　①部位（頸部食道の場合は、手術の合併症がやや異なります）

　②年齢

　③糖尿病や心臓病などの合併症、および手術の既往（とくに肺・胃）

　④日常生活のありかたと、本人の希望

　原発腫瘍が食道にとどまり、リンパ節転移が少数で、十分な体力があれば、良い治療成績の報告が多い手術が選択されることが一般的です。現在でもその傾向は変わりませんが、手術はからだへの負担が大きいので、年齢や合併症を考慮して化学放射線療法を選択する場合も増えてきました。

　治療効果は手術と放射線治療とで差がない場合もあるので、個々の状況と希望、合併症の確率を考慮しながら、担当医とよく相談して方針を決定することが一般的です。

15 一般的な食道がんの放射線治療はどのように行うのでしょうか。

A 5〜6週間ほどかけて、食道の腫瘍と周囲のリンパ節領域に放射線治療を行います。病気の状態によって抗がん剤を併用します。

解説　Q19-14（☞146ページ参照）で解説したように、食道がんに対する治療はおもに病期によって方針が決まります。がんが表面のみにとどまる場合に行う内視鏡的切除ではない場合、手術か放射線治療かのいずれかを選択することが多いです。具体的には、おおむねⅡ〜Ⅲ期の食道がんに放射線治療を行う場合はリンパ節領域を含む範囲に分割照射を行います。

　食道には周りを覆う膜がないため、食道にがんが発生すると周りのリンパ節に転移しやすく、気管・気管支や大血管などの周りの臓器に浸潤しやすい特徴があります。そのため、食道がんを治す目的で放射線治療を行う場合、微小な転移が起こりやすいリンパ節領域にも合わせて照射を行うことが一般的です（図10、図11）。

図10　食道がんの放射線治療　　図11　放射線量分布の断面図
（3D-CRT）における
一般的な照射範囲

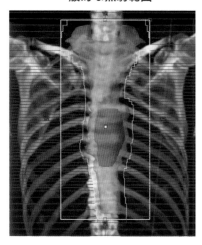

図10　食道がんの放射線治療（3D-CRT）における一般的な照射範囲

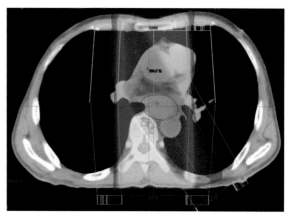

図11　放射線量分布の断面図

　図10では、濃いオレンジ色の部分ははっきりと腫瘍が存在する範囲で、薄い
オレンジ色はリンパ節転移があり得る範囲を示します。このように、食道がんに
対する治療では上下に長い範囲が照射されることが多くなります。

　図11では、腫瘍と臓器の範囲を立体的に考察して3方向から放射線を照射し
ています。脊髄と心臓、冠動脈（心筋を栄養する動脈）への放射線量をいくらか
軽減することが目的です（赤い菱形の領域が、最も放射線が照射される部分）。

　周囲の正常組織への悪影響を抑えるために分割照射します。通常、1回2グレ
イか1.8グレイを週5回照射し、6週間で60グレイほどを照射します。シスプラ
チンやフルオロウラシルなどの抗がん剤を同時に使う場合は、5週間で50グレイ
程度とすることもあります。

　食道は、咽頭とつながっている頸部食道、左右の肺に挟まれて背骨の左側にあ
る胸部食道、胃につながる腹部食道に分けられます。それぞれ転移しやすいリン
パ節領域が違いますので、もともとの部位により照射する範囲が図10とはいく
らか異なることが多いです。

　さらに、手術の後に残った病気や手術の後で再発したがんを完治する目的で放
射線治療を行うこともあり、この場合も上記の方法で同様の範囲に照射を行いま
す。

　治療回数や照射方法、総線量は病気の状態に合ったものが選択され、病気の状
態や治療の状況によって途中で変更されることもあります。

　また完治を目指す治療ではなく、食べ物の通過障害の改善を目的として放射線
治療を行うこともあります。この場合、基本的な方法は同様ですが、放射線治療
を行う範囲と放射線量を少なめに設定することが多いです。

部位別の解説

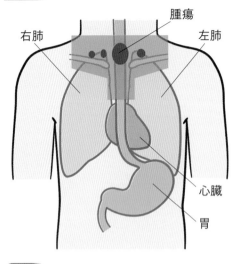

図12 頸部食道がんの照射野

腫瘍

右肺

左肺

心臓

胃

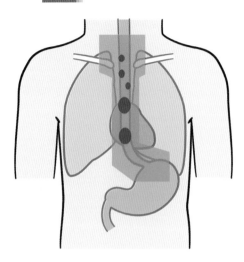

図13 胸部食道がんの照射野

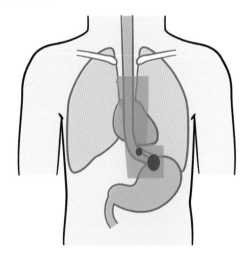

図14 腹部食道がんの照射野

16 食道がんへの放射線治療の悪影響と対処法について教えてください。

A 咽頭、消化管の粘膜炎、骨髄抑制、放射線肺炎、皮膚炎、心膜炎・心筋炎、消化管穿孔などの可能性があります。食道に対する放射線治療では、照射範囲が肺がんの場合と同様です。

解説　食道に対する放射線治療では、照射範囲が肺がんと同様なので、まず前述の「肺がんに対する放射線治療の悪影響と対処法」（**Q19-7** ☞ 136ページ）を参照

してください。さらに食道がんの場合は、以下の3点が問題となります。

1. 食道穿孔が起こりうる

　局所進行食道がんに放射線治療を行った場合、治療効果と消化管へのダメージのために壁に穴が空いてしまう（食道穿孔）場合があります。その場合、すぐ食道に隣接するのは肺か気管支なので、重症肺炎になりやすいことが問題です。高度に進行したがんの場合に生じる悪影響ですので、通常は過度の心配は不要です。

2. 照射範囲が上下に長い

　食道の全長、場合によっては咽頭や胃の上部も照射されます。消化管粘膜炎は、肺がんの照射の場合よりは強くなりがちです。また、肺の影響も、範囲が広いことがあります。

　脊髄炎については、最近では放射線量を正確に制御できるので心配ありません。

3. 心臓は避けられず照射される

　位置関係から、放射線が心臓を通過することは避けられません。心膜炎のため心嚢水が出現する可能性は30％程度以上とも報告されているので、注意が必要です。晩期合併症としての心嚢水は肺がんに対する治療の場合よりも頻度が高く、治療が難しい時もあります。

　手術の後、放射線治療を行うこともあります。術後に放射線治療を行う場合も、悪影響は照射範囲に限定されます。手術しない化学放射線療法の場合と同じなのですが、手術の後に放射線治療を行う場合は、体力が低下し、貧血あるいは低栄養状態になっていることがあったり、もともと胸部に炎症が残っていたりするようなことがあるため、肺などに感染が起こりやすいので注意が必要です。

　吻合部（食道を切除した後につなぎ合わせた部分）周辺も照射され粘膜炎が問題となることもありますが、逆に、再建した消化管への放射線量が少なく、粘膜炎が軽度のこともあります。なお、手術を行わない場合の化学放射線療法では、食道炎は必ず起こります。

Q20 上腹部（膵、肝など）への放射線治療について教えてください。

① 膵がんの治療法を選ぶ時の ポイントはどのような点ですか。

A 診断時に手術が可能な場合には、術前薬物療法とともに、手術が完治を目指した治療として行われます。また、他臓器転移がある場合には薬物療法の単独療法が一般的です。一方、他臓器転移はないものの、腫瘍が膵臓の周りの主要血管を巻き込んでいるために手術で取り除くことができない場合（局所進行）には、がんの完治を目的とした薬物療法を同時に併用する化学放射線療法か、単独での薬物療法が選択肢として標準的に行われます。

解説 　膵がんと診断され、画像診断で切除が可能と判断された場合には、根治治療として腫瘍を切除する手術療法が一般的です。2019年には手術前にゲムシタビン塩酸塩（ジェムザール®）の点滴とTS-1（ティーエスワン®）の内服による薬物療法を行うことで、生存期間が延長することがわかりました。

　初発時や術後再発時に肝臓や腹膜、肺などへの他臓器転移を認める場合には、薬物療法単独が標準治療として行われます。膵がんはほかのがん腫に比べて早期でも他臓器へ転移しやすく、現在の画像診断では小さな他臓器への転移を見つけることは困難です。

　そのため、画像診断で他臓器への転移は認められないものの、腫瘍が膵臓の周りの動脈や門脈などの主要血管を巻き込んでいるために手術で取り除くことができない場合（局所進行）には、がんの完治を目的とした放射線治療以外に、薬物療法を単独で行うという選択肢もあります。

　局所進行がん（最初に発生した部位から周辺の組織またはリンパ節に広がっているがん）に対する放射線治療において、全身状態が良好で、薬物療法が可能な場合には、放射線治療の局所効果を高めることや他臓器転移の予防効果を期待して、外部照射の期間中に薬物療法を併用することが一般的です。併用する薬物療

法は、ゲムシタビン塩酸塩かフルオロウラシル（5-FU®）の点滴、またはTS-1が推奨されています。痛みなどの局所症状がある場合も、化学放射線療法または放射線治療により痛みを和らげることや、痛み止めを減らすことが期待できます。

　近年、周囲の血管への浸潤の程度から、切除可能境界膵がんという概念が出てきて、これらの症例に対しても、薬物療法や化学放射線療法を術前に行い、治療成績を向上させたとする臨床試験の結果も出ています。

　現在、さらなる治療成績の向上を目指して、高エネルギーエックス線を用いた強度変調放射線治療（2010年より保険適用）や体幹部定位放射線治療（2020年より保険適用）などの高精度放射線治療、陽子線治療や重粒子線治療（炭素イオン線治療）などの粒子線治療による治療開発が試みられていますが、まだ研究の段階です。

2　一般的な局所進行膵がんの放射線治療について教えてください。

 A 約6週間かけて膵がんに放射線治療を行い、抗がん剤を併用するのが一般的です。

 解説　膵臓がんを治す目的で放射線治療を行う場合、分割照射で治療が行われるのが一般的で、1回1.8グレイを週5回照射して、約6週間で54グレイ照射するのが一般的です。膵臓の周囲には胃、十二指腸などの放射線に弱い消化管があるので、それらに放射線が当たるのをできるだけ防ぐために、3次元的に多方向から放射線を病気に集中する照射法が使われます。

　手術の後に残った病気や再発したがんを完治する目的で放射線治療を行うこともあります。

　治療の回数や照射の方法、合計の線量はあなたの病状に合ったものが選択され、病気の状態や治療の状況によっ

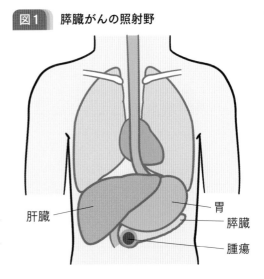

図1　膵臓がんの照射野

肝臓
胃
膵臓
腫瘍

て途中で変更することもあります。

　肝臓がんへの放射線治療は
どのような時に行いますか。

A 手術が困難と判断され、局所（範囲が狭い）の病変の場合の局所治療の1つとして、放射線治療があります。放射線治療は、経皮的局所療法や局所療法が実施できない場合、あるいはこれら局所療法の効果が乏しいと判断される場合、局所療法との併用で効果が高まると判断される場合に行われます。近年では、体幹部定位放射線治療や粒子線治療を用いることで高線量照射が可能となり、治療効果が良くなっています。

解説　肝臓がんの治療法では、肝切除術、肝移植、ラジオ波焼灼療法、頸動脈的エタノール注入療法、肝動脈化学塞栓術、放射線治療、薬物療法などが選択肢となります。

また、手術が困難と判断された場合に、上記のなかでも次の局所療法が選択肢になります。

- からだの外から針を刺して（経皮的）がんに対して高周波を使い熱を発生させ、がんを焼き切るラジオ波焼灼療法
- 経皮的にがんにエタノールを注入して、組織を破壊するエタノール注入療法
- 腫瘍に栄養を運んでいる動脈にカテーテルを挿入して（経動脈的）抗がん剤を注入後、血管を人工的にふさぐことでがんに血液が流れ込まないようにする肝動脈化学塞栓術
- 放射線治療

放射線治療の有用性は、ほかの局所療法が実施できない場合や実施できたとしても効果が乏しいと判断される場合、または放射線治療との併用で効果が高まると判断された場合に発揮されます。具体的には、次の場合に放射線治療が行われます。

- 腫瘍のサイズが3cmを超えるなど大きい場合や、肝臓の血管である門脈や静脈、胆管の中に腫瘍が進展している場合

- 繰り返す塞栓治療のためにアクセスできる血管がすべて閉塞し、有効な塞栓療法が技術的に困難になった場合
- 3cm以下の小さな腫瘍でも腹部エコーで病変がはっきりとみえないがCTではみえる場合
- 病変のすぐ横に血管があったり、肝臓の奥のほうに病変が位置していてほかの局所療法が施行困難な部位に病変がある場合
- 病変が肝臓の表面に位置しているなどの理由でラジオ波焼灼療法などの経皮的な局所療法が受けられない場合

　肝動脈化学塞栓術と放射線治療との併用で効果が高まるという報告もあります。肝臓がんでは、慢性肝炎や肝硬変により肝機能障害を生じていることが多いため、肝不全のリスクを考えると、通常の照射法で腫瘍に対して高線量を照射することが困難な状況になっています。しかし、近年では体幹部定位放射線治療や粒子線治療などの新しい照射技術を用いた高線量照射が可能となり、良い治療効果が得られるようになってきています（**Q11-2** ☞53ページ、**Q11-5** ☞61ページ参照）。

4 肝臓がんへの定位放射線治療や粒子線治療はどのような時に有利ですか。

部位別の解説

> **A** 肝臓への体幹部定位放射線治療は、5cm以下の原発巣肝臓がんや転移性肝臓がんを治すことを目的として行います。一方、5cmを超える大きな腫瘍や肝臓の血管である門脈や下大静脈に腫瘍が進展している場合でも、先進医療としての粒子線治療で治すことを目的に治療できます。

解説　がんの大きさによる治療

　5cm以下のがんであれば、多方向から腫瘍に対して放射線を集中できる体幹部定位放射線治療を施行することで、正常肝は低い線量に抑えつつ、腫瘍に高い線量を照射することが可能になり、従来の照射法よりも治りが良くなっています。
　5cmを超える大きな腫瘍や肝臓の血管である門脈や下大静脈に腫瘍が進展して局所が進行している場合では、ラジオ波焼灼療法などの穿刺療法の適応にならず、肝動脈化学療法では治すことが難しい状態です。しかし、陽子線治療や重粒子線治療などの粒子線治療を施行することで、およそ90%の確率で治すことが

できます。

　粒子線治療のメリットは、病気の部分だけに高線量が照射されるために、エックス線による定位放射線治療よりも悪影響が出にくいことです。そのため、3cm程度のがんであっても、肝機能障害のリスクが少ない状況での治療が可能です。

図2　肝臓がんに対する定位照射

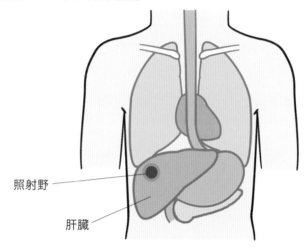

照射野

肝臓

粒子線治療が行えない場合

　肝臓は呼吸に伴って大きく動く臓器であり、体幹部定位放射線治療と、粒子線治療とのどちらも、照射する腫瘍の位置などの高精度の治療計画が必要になります。

　肝機能障害が強い状態だったり、病変のそばに胃や腸管が存在したりする場合には、肝不全や腸管に穴が空くなどの命にかかわる悪影響が出るリスクが高まるため、粒子線治療が行えない場合もあります。適切な治療方針の判断のためには、患者さんと外科医や内科医、放射線腫瘍医、放射線診断医との連携が必要です。

治療費

　5cm以下で3個以下の病変に対しては、保険診療として体幹部定位放射線治療を行うことができますが、粒子線治療は保険診療で行うことができず、先進医療として2,200,000 ～ 3,140,000円の治療費がかかります。

5 肝臓がんの体幹部定位放射線治療は どのように行うのか教えてください。

A 綿密な準備ののちに厳密に位置合わせをして数回の "ピンポイント照射" を行います。

定位放射線治療は、放射線をメスの代わりに使い、手術による切除と同様に病気の部分を焼き切るように治療する方法です。非常に細いエックス線のビームを三次元的にいろいろな方向から照射することで、病気の部分に放射線を集中させて強い効果を出し、周囲の正常組織に対する悪影響は極力抑えます。また、1～2週間で治療を終えることができるので、通院で行うことができます。

定位放射線治療では、精密に放射線を集中させるため、病気の部分が動かないことが必要です。そのため、治療の前にからだを固定する器具の作製、均一な呼吸ができるようにする練習、エックス線写真やCTによる位置ずれの程度の測定など、からだの動きを抑えるための準備をします。

放射線治療の回数や照射方法、合計の線量は病気の状態に合ったものが選択されます。照射期間は1～2週間、治療回数は3～10回、27～60グレイ程度が一般的で、1回の治療時間は病変の部位や個数などによりますがおおよそ30分～1時間です。

6 胆道がんへの放射線治療は どのような時に行いますか。

A 他臓器転移がなく、原発巣やリンパ節転移などの局所のみが進行して手術ができない局所進行の場合には、選択肢の1つに化学放射線療法があります。黄疸などの症状が強い場合には、症状緩和目的として放射線治療が検討されます。また、手術後に切除断端が陽性の場合やリンパ節転移を認める場合には、手術後の化学放射線療法が選択肢の1つとなります。

胆道がんとは、胆管・胆嚢・十二指腸乳頭部にできたがんの総称です。胆管は肝臓で作られる胆汁を十二指腸まで導く管です。胆嚢は、その途中で胆汁を一時的に溜めておき、濃縮する働きをする袋状の臓器です。十二指腸乳頭部は、胆管

と膵臓の中を通る膵管が合流して十二指腸につながる部分を指します（図3）。

　胆道内にできたがんが大きくなると、胆道の内腔が狭くなったり、ふさがったりするために、全身の皮膚や眼球の白目の部分が黄色く色づく黄疸症状や、だるさ、皮膚のかゆみ、白っぽい便、尿の色が濃くなるなどの症状が起こります。

　切除が可能な場合には手術が根治療法として行われます。初発時に原発巣が周りの臓器に進展していたり、他臓器転移があるなどの理由で手術ができない状況で診断されることが多く、その場合には全身薬物療法が行われることがほとんどです。

　しかし、他臓器転移がなく、原発巣やリンパ節転移などの局所のみが進行している局所進行の場合には、局所の治療を目的とする選択肢の1つに化学放射線療法があります。黄疸や疼痛（痛み）などの症状が強い場合には、症状緩和目的として、放射線治療が検討されます。

　放射線治療では、外部照射を主に行いますが、胆管がんでは外部照射に加えて、胆管の中に照射用のワイヤーを通すことが可能であれば、局所治療の向上を図ることを目的に、腫瘍周囲のみに高い線量を照射できる放射線を内部から照射する腔内照射が検討されます。

　また、手術後に切除断端が陽性の場合やリンパ節転移を認める場合には、手術後の化学放射線療法が選択肢の1つに挙げられます。

図3　胆道の位置関係

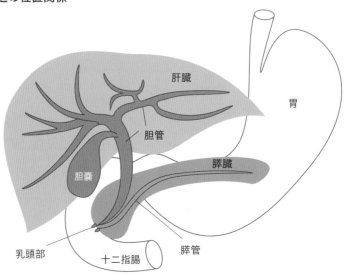

腎がんでは放射線治療は
どのような時に有利ですか。

A 腎がんに対する最も有効な治療法は手術療法です。腎臓の原発巣に対して根治療法として放射線治療を行うことはほとんどありませんが、近年、高齢や合併症などの問題で手術ができない場合に、治療中に針を刺さずに腎臓のがんを治す方法として、体幹部定位放射線治療や粒子線治療が試みられています。原発巣以外では、骨転移、脳転移などの他臓器転移に対する放射線治療は症状緩和に有効です。

解説 　腎がんに対する最も有効な治療法は手術療法で、がんのできている腎臓を周囲の脂肪組織とともに一塊に切除する腎摘出術を行うことが一般的です。しかし、高齢や合併症などの問題で手術ができない場合に、手術療法以外の腎臓の腫瘍を治す方法として、動脈塞栓術やラジオ波焼灼術、凍結療法が行われることがあります。

　動脈塞栓術は、足の付け根あるいは手首の動脈からカテーテルを挿入し、腎臓に栄養を送っている腎動脈を人工的に閉塞させることで、がんに血液が流れ込まないようにする方法です。ラジオ波焼灼術や凍結療法は、小さな腎臓がんに対してからだの外から腫瘍に向かって針を刺し、熱もしくは凍結することで腫瘍を死滅させる方法です。

　そのほかの局所療法として、近年、手術ができない場合や手術を拒否された場合に体幹部定位放射線治療が行われるようになり、比較的良好な局所効果が報告されています。2018年には5cm以下の腫瘍で、他臓器転移のない場合に保険適用になりました。ほかの局所療法に比べて、治療中に針を刺さないことが利点ですが、腎臓は呼吸に伴って比較的大きく動く臓器であり、照射する位置などの高精度の治療計画が必要になります。粒子線治療は臨床試験の段階です。

　原発巣以外では、骨転移、脳転移などの他臓器転移に対する放射線治療は痛みや神経症状などの症状緩和に有効です（**Q17-5** ☞109ページ、**Q22** ☞177ページ参照）。

8 胃がんや大腸がんでは どのような時に放射線治療を行いますか。

A 原発巣の切除ができない場合や合併症、全身状態の問題で手術ができない場合に、胃や大腸の原発巣からの出血や腫瘍による疼痛（痛み）や通過障害などの症状緩和目的として、放射線治療が行われます。近年、他臓器転移がなく、原発巣やリンパ節転移などの局所のみが進行している局所進行胃がんに対して、治療成績の向上を目指した化学放射線療法が試みられています。原発巣以外では、骨転移、脳転移などの他臓器転移に対する放射線治療は症状緩和に有効です。

解説　切除が可能な場合の胃がん、大腸がん（結腸がん、直腸がん）の根治療法は手術療法です。初発時や術後再発時に他臓器転移を認める場合には、薬物療法が単独に行われることが一般的です。しかし、時に原発巣からの出血による輸血を要するほどの貧血やがんによる疼痛や食物、残渣の通過障害などの症状でQOLが低下することがあります。

　原発巣の切除ができる全身状態の場合には、症状の原因となっている原発巣を手術で切除することを検討します。しかし、周りの臓器に進展して原発巣の切除が容易にできない場合や、合併症や全身状態の問題で手術ができないと判断された場合は、止血や疼痛緩和、腸管の狭窄改善などを目的として放射線治療を行い、QOLの向上を図ります。全身状態が悪いために放射線治療が単独で行われることが多いですが、薬物療法が可能と判断された場合には、放射線治療の局所効果を高め、他臓器への転移に対する治療のために、外部照射期間中に薬物療法を同時に併用します。下腹部に位置する直腸がんについては**Q21-10** ☞171ページを参照してください。

　近年、胃がんにおいて、他臓器転移がなく、原発巣やリンパ節転移などの局所のみが進行している場合に、治療成績の向上を目指した化学放射線療法が試みられていますが、まだ研究の段階です。

　原発巣以外では、骨転移、脳転移などの他臓器転移に対する放射線治療は痛みや神経症状などの症状緩和に有効です（**Q17-5** ☞109ページ、**Q22** ☞177ページ参照）。

Q21 下腹部（前立腺、子宮、膀胱、直腸など）への放射線治療について教えてください。

1 前立腺がんの治療法を選ぶ時のポイントはどのような点ですか。

A 前立腺がんに対して行われる放射線治療には、いくつかの種類があります。大きく分けると、からだの中から放射線を当てる小線源治療と、外から放射線を当てる外部放射線治療です。（Q11-1 ☞50ページ）

解説 前立腺がんの治療法の種類

　小線源治療（図1）は、線源を前立腺に刺入したり、刺入した針や管に線源を挿入する組織内照射と呼ばれる方法により前立腺に線量を集中させることができる治療法です。一方、外部放射線治療はエックス線による3次元照射や強度変調放射線治療（IMRT）が広く実施されており、悪影響を増やすことなく十分な線量の放射線治療が実施できます。また、一回線量を2.5～3グレイ程度まで上げて治療期間を短縮する寡分割照射や、さらに一回線量を7～10グレイ程度に上げて、4～5回の照射で治療を終了する定位放射線治療も近年行われつつあります。ほかにも、2018年から保険適用となった陽子線や重粒子線を用いた粒子線治療を実施している施設もあります。そのメリットは明白にはなっていませんが、重粒子線治療は悪性度の高いがんにより有効との報告があります。

　それぞれの治療法には特徴があり、治療効果や悪影響の面からいずれかの治療が優れているわけではありません。治療効果を考える場合、まず患者さんそれぞれの前立腺がんの状態にあった方法を選ぶことが大切です。

前立腺がん放射線治療の悪影響

　悪影響については、一般的に小線源治療では尿道炎が、外部照射では直腸炎が問題とされますが、現在の治療技術では程度の重いものはまれです。また、効果や悪影響以外の点についても、からだへの負担や治療にかかる時間、全体の治療

期間や費用などもそれぞれの治療法で異なります。

　前立腺がんでは、患者さんが治療法を選ぶ時代になっています。治療効果と悪影響だけでなく、治療の内容、治療期間や費用など、いろいろな点について十分に説明を受けたうえで治療法を選んでください。また、自分で決めるのは難しい場合もありますので、その際は放射線治療（腫瘍）医によく相談してください。

図1 前立腺がんに対する小線源治療

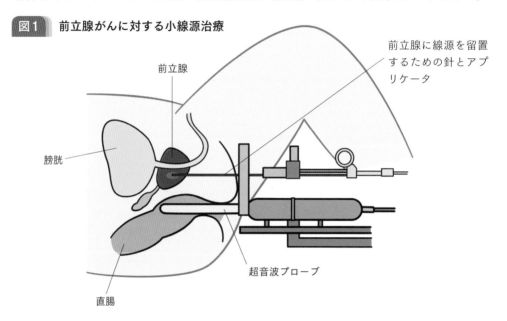

前立腺に線源を留置するための針とアプリケータ

前立腺

膀胱

超音波プローブ

直腸

2　前立腺がんの外部照射はどのように行うか教えてください。

A 約6〜8週間かけて前立腺に放射線治療を行い、中リスク以上のがんでは内分泌療法を併用するのが一般的です。

解説　治療方針の決定には、T分類（腫瘍の広がり）、PSA（前立腺特異抗原、前立腺がんのスクリーニングや経過観察に使われる特殊なタンパク）値、グリソンスコア(前立腺がんの病理学的な悪性の度合いを示す数値)を総合的に判断したリスク分類を使います。低リスクの腫瘍では放射線治療単独で完治が期待できますが、中〜高リスクの腫瘍では内分泌療法の併用が推奨されています。

　前立腺がんでは、照射法を工夫して前立腺に高線量を照射すると手術と同等の治療効果が得られることがわかっています。とくに中〜高リスクの病気では線量が高いほどがんが良く治ることが知られており、隣接する直腸や膀胱の線量をい

かに抑えて、前立腺に高線量を照射するかがポイントです。そのための照射法として強度変調放射線治療（IMRT）などが使われ、前立腺に限定して高線量を安全に照射できるようになって、手術と同様に治るQOLの高い治療が一般的になりました。前立腺に対して、1回2〜3グレイ、週5回（もしくは週3回）、6〜8週間かけて照射します。

　前立腺がんの外部照射の照射範囲は、一般的に診断時に認められない場合には最初から前立腺と精囊腺に限局して治療を行います。骨盤リンパ節転移が認められた場合には骨盤リンパ節領域を含めて途中まで照射し、その後、前立腺と精囊腺に照射範囲を限局して治療を行います。低リスクの場合には、精囊腺への照射を省略します。また骨盤リンパ節を含む治療の場合には、一回線量は2グレイ以下で行います。若年者の場合や、悪性度の高い場合には、外部照射と組織内照射が併用されることもあります。

　手術の後の予防照射や術後に再発したがんを完治する目的で行うこともあります。

③ 前立腺がんに対する小線源治療はどのように行うか教えてください。

> **A** 麻酔をして会陰部（股のところ）から針を介して、ラジオアイソトープの粒や棒状の線源を留置します。

解説　粒状や棒状のラジオアイソトープ（ヨウ素もしくはイリジウム）の線源を前立腺内に留置して、内側から放射線を当てる治療です。低リスクと一部の中リスク腫瘍が適応になります。

　治療準備として、肛門から超音波の機械を挿入し、前立腺の大きさ・形を測定します。どのように線源を留置すると最も効果的で合併症が少ないかを計算します。

　生検と同様、会陰部（股のところ）から針を介して、粒状や棒状のラジオアイソトープの線源を留置します。針を刺して留置しますので、麻酔科医による麻酔管理が必要です。原則として、腰椎麻酔で行いますが、全身麻酔を行うこともあります。術前術後の管理が必要ですので、入院して治療を行います。

　大きく分けて次の2通りの方法があります。

部位別の解説

低線量率小線源療法（ヨウ素永久挿入療法）

ヨウ素線源を前立腺内に永久に留置します。前立腺の大きさにあわせて針の本数、シード線源の個数・留置位置を決定します。留置に要する時間は2時間程度です。

高線量率組織内照射

イリジウム線源を前立腺・精嚢の一部に一時的に留置します。前立腺の大きさにあわせて針の本数やイリジウム線源の留置位置を決定します。線源留置のためのアプリケータ留置に要する時間が2時間程度で、数日に分けて照射するのが通常です。

 前立腺がんに対する放射線治療の悪影響と対処法について教えてください。

A 前立腺の上方には膀胱、後方には直腸があり、前立腺の中は尿道が通っています（図2）。前立腺がんの放射線治療では、これらの正常臓器に放射線が当たってしまうため、悪影響が出ることがあります。

図2 前立腺に対する照射野

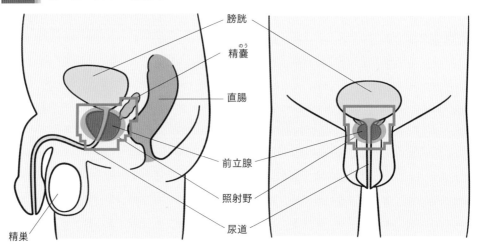

膀胱
精嚢（のう）
直腸
前立腺
照射野
尿道
精巣

解説 膀胱や尿道に放射線が当たると、膀胱炎（ぼうこう）や尿道炎が起こります。すなわち、頻尿（尿の回数が増える）、尿意切迫（尿意が強くなる、トイレにかけこむ）、排尿痛

（排尿時の痛み）、尿勢低下（尿の勢いがなくなる）、残尿感、血尿などを来すことがあります。また、直腸に放射線が当たると直腸炎が起こり、軟便、肛門違和感・不快感、排便時肛門痛、排便時出血などを来すことがあります。

　放射線治療による炎症を完全に避けることは難しく、これらの症状は程度に差はありますが、多くの患者さんで見受けられます。治療に1か月半〜2か月ほどかかる外部照射では、治療中から治療後1か月程度、また、治療期間の短い小線源治療では治療後数か月程度は炎症が続きます。悪影響が強い場合は薬物療法を実施することもありますが、大部分は時間とともに炎症は治まり、悪影響も徐々に回復します。

　しかし、治療が終わって半年〜数年経過しても、まれに同様の悪影響が起こる場合があり、とくに排便に伴う直腸出血（血便）が問題となりますが、その場合は薬物療法や内視鏡治療高気圧酸素療法などで対処することができます。

5　子宮頸がんの治療法を選ぶ時のポイントはどのような点ですか。

A　比較的早期の子宮頸がん（Ⅰ〜Ⅱ期）では手術と放射線治療の治療成績に差はなく、いずれも根治的治療が可能です。一方、進行した場合（Ⅲ〜ⅣA期）は放射線治療が選択されますが、薬物療法と同時に行われることがあります。

解説　Ⅰ〜Ⅱ期の子宮頸がんの治療では手術と放射線治療に治療成績の差がないため、いずれも根治的治療として行われています。ただし、40歳以下の比較的若い患者さんでは、二次発がんのリスクを避けたり、排尿障害などの手術後の合併症に早く対応するために手術療法が選択されます。しかし、持病のために手術が難しい場合や、高齢の患者さんにはからだへの負担が少ない放射線治療が選択されることがあります。

　一方、Ⅲ〜ⅣA期の進行期のがんでは手術を行うことは少なく、放射線治療が中心となりますが、同時に薬物療法を併用することがあります。

　合併症として手術では腸閉塞や下肢の浮腫、放射線治療では直腸炎や膀胱炎を来すことがありますが、悪影響を起こさない工夫が試みられています。

　それぞれの治療の特徴をよく理解して、放射線腫瘍医とよく相談したうえで治療方針を決めてください。

部位別の解説

表1 手術療法と放射線治療との比較

手術療法の特徴	
長所	・治療のための入院期間が短い。 ・腫瘍を摘出するため、病気の進展範囲がわかり適切な治療戦略が立てられる。
短所	・腸閉塞（イレウス）や排尿障害がしばしば生じ、排尿訓練が必要になる。 ・手術後に追加治療（抗がん剤、放射線治療）が必要になることがあり、合併症が増えることがある。

放射線治療の特徴	
長所	・外部照射は治療の際痛みを感じず、負担が少ない。 ・治療中の悪影響の程度を観察しながら治療の内容を調節できる。
短所	・治療後膀胱や腸の悪影響が出現し、長期にわたって出血などの症状が残ることがある。

6 子宮頸がんでは腔内照射は必要なのでしょうか。

A 腔内照射は単独あるいは外部照射と組み合わせることにより完治が可能であり、必要な治療として強くおすすめします。

解説 腔内照射とは

　子宮頸がんに対する放射線治療は、ごく早期の場合は腔内照射（子宮の中から照射する方法）単独で、それ以外は子宮と骨盤リンパ節を含む外部照射（からだの外から照射する方法）をまず行い、腫瘍を縮小させてから腔内照射を併用します。

　子宮頸がんの腔内照射は100年以上の歴史があり、膨大なデータが蓄積されており、技術が進歩した現在でも、有効性と悪影響の両面で腔内照射を超える治療法はありません。

　日本で広く用いられている腔内照射はアプリケータと呼ばれる小さな治療器具に放射線の出る線源を遠隔的に挿入する方法で、アプリケータとしてタンデム（鉛筆より細い太さの金属の棒）を子宮の中に1本、オボイド（小さな卵型のカプセル）を腔の中に2個挿入して治療を行います（**Q21-7** ☞次ページ参照）。治療時間は1時間ほどで、その間仰向けに寝る必要があります。回数は子宮頸がんの進行度（ステージ）により異なりますが、3〜5回が標準的です。

図3 腔内照射のイメージ

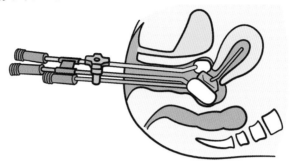

腔内照射以外の方法

　がんの広がりによって、医学的・技術的に腔内照射が行うことができない場合は、複数本の針を腔や皮膚などから直接がん（腫瘍）に刺し、放射線を出す線源を針の中に挿入して照射する組織内照射を行います。この治療の長所は腫瘍に高い線量が照射できる点で、短所としては腫瘍の部位によっては刺入が困難だったり、治療可能な設備がある施設や技術をもった医師が少なかったりする点が挙げられます。

　また、患者さんによっては精神的・身体的苦痛を伴うため治療を拒否することがあり、この場合は外部照射のみで治療を行います。放射線治療を行っている施設であれば、どの病院でも治療可能ですが、直腸や膀胱などの障害を避けるため、相対的に少量の放射線しか病巣に照射できないことから、がんを完治することが難しい場合があります。一部からは良好な治療成績も報告されていますが、現時点で標準治療（つまり最良の治療）とはいえず、可能な限り腔内照射を施行することをおすすめします。

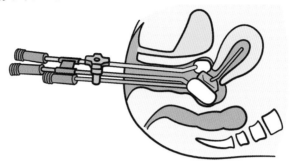

7 子宮頸がんの放射線治療はどのように行うか教えてください。

A 外部照射から開始して、数週後から週1回の腔内照射を組み合わせ約6〜7週間かけて行うのが通常です。病気がやや進んだ状態以降の場合は週1回のシスプラチン点滴などの薬物療法を併用します。

解説　子宮頸がんでは、外部照射と腔内照射を組み合わせて治療することが一般的になっています。外部照射では子宮頸部のがんだけでなく骨盤内リンパ節や腫瘍が

子宮の外に及んでいる部分まで含み、腔内照射は子宮頸部のがんが対象です。したがって、ごく早期のがんでは腔内照射だけ行うこともあり、病状が進行するほど外部照射の割合が多くなります。

　外部照射は、1回1.8グレイあるいは2グレイで行い、放射線治療単独でがんを治そうとする場合は6週間で合計60グレイ、手術や腔内照射と組み合わせる場合は5週間で合計50グレイ照射することが一般的です。腔内照射はからだの外から放射線を当てる外部照射と比べると、患部に直接集中的に放射線を照射できる利点があります。ほとんどの場合、外部照射から治療を開始して、3週間後くらいから週1回の腔内照射を組み合わせ、合計で6〜7週間かけて行います。病気がやや進んだ状態以降の場合は週1回のシスプラチンの点滴などの薬物療法を併用します。

図4 子宮頸がんに対する外部照射

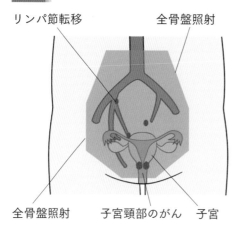

リンパ節転移　　　　　　全骨盤照射

全骨盤照射　　子宮頸部のがん　　子宮

図5 子宮頸がんに対する腔内照射

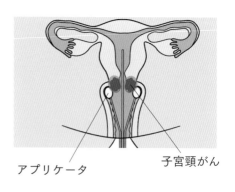

アプリケータ　　　　　　子宮頸がん

8　子宮頸がんに対する放射線治療の悪影響と対処法について教えてください。

A 子宮頸がんに対する放射線治療の悪影響は主に周囲の膀胱・直腸・小腸などにみられ、薬などで対処します。

解説　放射線治療の悪影響とは

　放射線治療の効果は基本的に照射をした部位に起こります。全身的には、造血機能の低下、免疫機能の低下などがありますが、軽度であまり問題になりません。ただし、抗がん剤を一緒に使うと、薬の全身的な副作用があるのでこれらも

問題になることがあります。

図6 骨盤臓器の位置関係

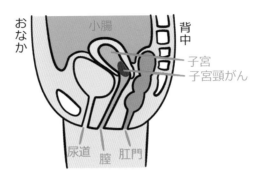

おなか　小腸　背中　子宮　子宮頸がん　尿道　膣　肛門

　子宮頸がんの放射線治療によって起こる悪影響で主として問題になるのは、子宮の周辺の臓器、すなわち膀胱・直腸・小腸などの症状です。悪影響は急性期（照射中から照射後しばらくの間に起こるもの）と晩期（照射後3か月以降に起こるもの）に大きく分類されます。基本的には放射線による局所の炎症症状で、ほとんどの場合は、症状を抑える薬で対処できます。また、急性期の悪影響は基本的に回復します。

　晩期に発生する悪影響の発症頻度は低いものの、いったん起こるとなかなか回復しません。

　高圧酸素療法という、気圧を上げた部屋やカプセル内で酸素を1時間程度吸う治療は膀胱や直腸からの出血を抑えるのに有用なことがわかっています。それ以外のレーザーやマイクロ波による止血も行われます。通常の対処が困難な際に漢方薬が使われることもありますが、漢方薬の選択は、自己判断せずに治療を受けた医療機関もしくは漢方専門医に相談してください。

　以下、主な悪影響について説明します。

膀胱炎

　急性期では頻尿、排尿時痛といった症状を認めることがあり、ひどい時には血尿が出ることもあります。頻尿・血尿に対しては内服薬で対応が可能です。十分に水分を摂取してこまめに排尿し、膀胱内の清潔を保つことも重要な対策になります。晩期の場合も同様の症状ですが、治療法として高圧酸素療法が用いられます。

直腸炎

　急性期には直腸痛・肛門痛、排便時痛、頻便などの症状として現れることがあ

ります。ひどい時には血便が認められるので、鎮痛薬、抗炎症剤、出血には止血剤などで対応します。飲酒や刺激の強い食事を控える、消化に良い食事で定期的な排便を心がけるなど、生活面でのケアが大切です。まれに、晩期に潰瘍、出血、直腸と腟や膀胱に穴が空く（瘻孔形成）など重症化することがあり、ステロイド治療、レーザーやマイクロ波による止血、高圧酸素療法、手術などの治療法が選択されます。

小腸炎

急性期には炎症による下痢を認めるため整腸剤や下痢止めの薬で対応します。晩期には小腸が潰瘍や腸閉塞（イレウス）を来すことがまれにあります。重症度にもよりますが、入院や手術が必要になるケースもあり、治療後10〜20年経過してから発症することもありますので注意が必要です。

9 子宮体がん、卵巣がん、腟がんや外陰がんでは放射線治療はどのような時に有用ですか。

A 病気の種類、大きさ、がん細胞の種類により治療法はさまざまです。適切なタイミングで放射線治療が受けられるよう、担当医とよく相談してください。

解説 卵巣がんを除いて、放射線治療は根治的に用いられることがしばしばあります。腟がん、外陰がんでは治療成績を高める目的で抗がん剤を併用することがあります。

子宮体がん

子宮体がんの第一選択の治療法は手術です。しかしながら高齢や合併症のために手術が望ましくない場合には、根治的に放射線治療が行割れることがあります。放射線治療は外部照射単独か、腔内照射を併用して行います。

卵巣がん

卵巣がんの第一選択の治療法も手術もしくは化学療法です。卵巣がんで放射線治療が適応となる場合は再発した場合の疼痛や出血の管理の目的で行われます。

腟がん、外陰がん

　腟癌は子宮頸がんと同じように外部照射や小線源治療を組み合わせて、根治的に治療が行われます。外陰がんでは外科的切除が優先されますが、手術ができない時には主に外部照射を用いて根治的な放射線治療が行われます。腟がん、外陰がん共に抗がん剤を併用することにより、予後が改善することが知られています。

症状緩和的治療

　これらのがんからの骨への転移、脳への転移などに関しては放射線治療が症状の緩和に有用です。

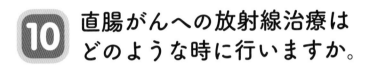

10 直腸がんへの放射線治療はどのような時に行いますか。

A 手術の前や後に、もしくは手術中に行います。術前、術後に行う時は、通常抗がん剤を併用します。

解説 ## 薬物療法を併用した放射線治療

　直腸がんの治療の第一選択は手術による病巣摘出ですが、CTやMRIなどの画像診断等で手術が不可能か困難と判断された場合や、切除の範囲を縮小して肛門を温存したい場合には薬物療法を併用した放射線治療を手術の前に行います。また手術を行ったものの、切除した断端（切除した組織の切り口）にがんが浸潤している場合にも、術後に同じく薬物療法を併用した放射線治療を行います。さらに、断端にがんが浸潤している場合に、手術中にその部位に直接放射線を当てる術中照射を行っている施設もあります。

部位別の解説

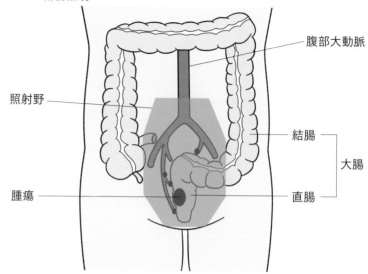

図7 直腸がんの術前照射

腹部大動脈

照射野

結腸

大腸

腫瘍

直腸

直腸がんが再発した場合も
薬物療法を併用した放射線治療を行う

　手術後、骨盤内に直腸がんが再発した場合も薬物療法を併用した放射線治療を行います。画像診断から切除が可能と判断された場合は、化学放射線療法の後に切除術を行います。

　放射線治療を行う範囲はがんの存在する原発巣と、骨盤のリンパ節の領域ですが、小腸などの腸管が含まれるため、薬物療法を併用する場合はとくに下痢や腹痛などの腸炎や血球減少などの悪影響が認められます。そのため、さまざまな放射線治療の工夫が行われています。

　たとえば、照射時にはベリーボードというお腹の部分に穴の空いた板にうつぶせに寝てもらい、腫瘍近傍の小腸をお腹の上のほうに逃がしたり、また肛門がんの場合と同じですが、強度変調放射線治療（IMRT）を使って腸管の線量を下げたりしています。また線量分布的、生物学的に優位性のある、重粒子線（炭素イオン線）という放射線を使って、治療を行い、良好な反応が得られたという報告もあります。

放射線治療の線量

　放射線治療の線量は術前目的には50グレイ程度を、根治照射には60グレイ程度を用います。腸管への線量はなるべく50グレイを超えないように注意して計画されます。術中照射は病巣の切除度に応じて10〜20グレイ程度の線量を照射します。

直腸がんの予後は薬物療法の進歩により近年向上しており、化学放射線療法の役割が増しています。画像診断等で切除することが不可能か困難と考えられる場合でも、手術の前に放射線治療と抗がん剤を併用して投与し、手術が可能になる場合があります。

11 肛門がんで放射線治療を行うメリットについて教えてください。

A 肛門の扁平上皮がんは放射線治療と薬物療法に治療の効果が高く、両者を併用することによって高い確率で完治が期待でき、肛門機能を温存することで、人工肛門を造設する必要がなくなります。

解説 ### 放射線治療と薬物療法を併用することの恩恵

　肛門に発生する扁平上皮がんは、ヒトパピローマウイルスが主な発生原因とされ、同様にヒトパピローマウイルスが原因とされる中咽頭がん、子宮頸がん等とともに、放射線治療の効果が高いとされています。

　肛門がんは、放射線治療と同時に抗がん剤であるマイトマイシンＣや5-FUを併用することによってよく治るので、「手術を行わないですむ」と欧米では考えられています。手術をしてしまうと、肛門を失って、人工肛門を作ることになりますから、手術をしないことは患者さんのQOLに大いに寄与します。日本でもようやく、放射線治療と薬物療法を併用する化学放射線療法が多くの施設で用いられるようになり、その恩恵にあずかれる患者さんも増えました。

放射線治療と薬物療法を併用することの悪影響

　放射線治療と薬物療法を併用する治療の悪影響は、抗がん剤の併用によって白血球や血小板が減少する血液への悪影響や、小腸などの消化管への広範囲な照射によって起こる下痢などの消化器への悪影響が主なものです。これらの悪影響は、白血球減少により起こる感染症を予防したり、放射線治療の工夫によって消化管への線量や照射体積を減らしたりすることで、軽減が図られています。

　そして消化器への悪影響に関しては、近年では、一部の施設で強度変調放射線治療（IMRT）（Q11-4 ☞ 59 ページ参照）を用いて治療が行われ、消化管への線量低減に成功しています。IMRTを用いた肛門扁平上皮がんへの化学放射線療法は、これからもっと普及していくと考えられています。ただし、肛門がんのう

部位別の解説

ち、腺がんに対しては、まだ化学放射線療法の有効性は確立していません。

12 膀胱がんで放射線治療を行うメリットについて教えてください。

> **A** 進行した膀胱がんの場合には、膀胱を温存する手術は難しく、膀胱を全部切り取る必要があります。膀胱を全部取ってしまうため、新しく人工的に膀胱を形成する手術が必要になります。手術の代わりに放射線治療、抗がん剤治療を行うことで、膀胱を温存し排尿機能を維持することが期待できます。

解説 膀胱全摘除術の問題点

　初期の膀胱がんは表在性膀胱がん（ひょうざいせいぼうこう）と呼ばれ、がんは膀胱内の表面である粘膜にとどまるため、尿道から膀胱内に内視鏡を入れて、がんの部分だけを切り取る経尿道的膀胱腫瘍切除術（にょうどうてきぼうこうしゅようせつじょじゅつ）が可能であり、膀胱を温存することができます。

　しかし、がんが膀胱粘膜よりももっと深くまで進展している場合は浸潤性膀胱がんと呼ばれ、がんの表面を切除するだけでは治すことができません。そのため、浸潤性膀胱がんの治療方法は、がんと一緒に膀胱を全部取る膀胱全摘除術が一般的に行われています。

　膀胱全摘除術を行う場合には排尿機能が失われてしまうため、新たに尿を排泄するための再建手術が必要になります。再建方法は主に2つあります。1つは、腎臓と膀胱をつないでいた尿管を小腸と吻合（ふんごう）してお腹の表面に尿の排泄口を作る回腸導管造設術（かいちょうどうかんぞうせつじゅつ）であり、尿を溜める袋をお腹に貼って生活する必要があります。もう1つは、もともと膀胱のあった位置である尿管と尿道との間に、小腸の一部を用いて膀胱のように袋状に形成したものをつなぎ合わせる新膀胱造設術（しんぼうこうぞうせつじゅつ）です。この場合には、排尿の神経がないため、排尿困難や尿失禁などの症状が出現することがあります。

膀胱全摘除術の代替治療として化学放射線療法

　浸潤性膀胱がんに対して膀胱全摘除術の代わりに放射線治療をすることで、膀胱機能を温存する治療が試みられています。放射線治療を単独で行うよりも、一緒に抗がん剤治療を組み合わせる化学放射線療法を行うことで、より治療効果が期待できます。

化学放射線療法は、膀胱内にがんが残存し再発するリスクがあり、一般的には手術よりも再発率や生存率の治療成績は若干劣ると考えられています。そのためわが国では、膀胱温存を希望した場合や、高齢や合併症のため根治的な膀胱全摘除術ができなかった場合に限って、化学放射線療法を行うことが多いという状況です。

しかし、近年の放射線治療と抗がん剤治療の進歩により、手術にほぼ匹敵するような治療成績も報告されており、膀胱全摘除術の代替治療として化学放射線療法がより一般的に普及していく可能性があります。

13 精巣（睾丸）腫瘍、陰茎がんではどのような時に放射線治療を行いますか。

A 精巣（睾丸）腫瘍のうち精巣上皮腫（セミノーマ）では、手術後に腹部のリンパ節へ放射線治療を行うことがあります。陰茎がんでは、患者さんが手術に耐えられない場合や、陰茎温存を希望した場合に放射線治療を行います。

解説　精巣（睾丸）腫瘍にはさまざまな腫瘍がありますが、放射線治療の効果が良い精巣上皮腫（セミノーマ）が50～60％を占めています。セミノーマの特徴は、腫瘍がリンパ液の流れに乗って腎門部の方向へ向かうため、早期に腎門部にリンパ節転移を来すことがあります。

したがって、腫瘍を切除した後に腎門部を含めたリンパ節領域に対して放射線治療を行います。放射線を照射する範囲と線量は、リンパ節転移の大きさにより異なります。

- リンパ節転移がない場合（Ⅰ期）は20グレイを傍大動脈リンパ節領域に照射
- 2cm以下のリンパ節転移がある場合（ⅡA期）は30グレイを傍大動脈リンパ節領域＋骨盤リンパ節領域に照射
- 5cmまでのリンパ節転移がある場合（ⅡB期）は36グレイを傍大動脈リンパ節領域＋骨盤リンパ節領域に照射

ただし、Ⅰ期症例では二次発がんのリスクを避けるため無治療で経過観察を行う症例も増えていますが、定期的なCT検査や診察が必要となります。また、薬

物療法も効果があり、術後の治療法として選択されることがあります。セミノーマ以外の腫瘍では放射線治療の効果は低く、薬物療法が選択されます。

　陰茎がんでは治療の主体は手術ですが、陰茎温存を目指した早期例に対する根治照射から、より進行した手術不能例に対する根治から緩和照射まで、広い範囲で放射線治療が行われます。放射線治療の方法は、通常の外部照射と小線源治療とがあります。

Q22 ｜ 骨軟部（骨、筋肉など）・皮膚への放射線治療について教えてください。

1 骨転移に放射線治療は効きますか。

A 症状緩和、とくに除痛に関しては、おおむね効果があります。

解説　骨転移に伴って起こる症状で最も多くみられるのが疼痛（痛み）です。そのほかに骨折、脊髄圧迫があります。いずれも患者さんが健康的な生活を送ることを妨げる要因となります。転移を起こした骨の多くはもろくなり、骨折しやすくなります。放射線治療は、それらの症状をとるための治療としてしばしば選択されます。

　ほとんどの場合、骨への放射線治療は完治ではなく、症状を緩和する目的で行います。症状がない場合でも、今後、疼痛が出現する可能性がある病変、荷重部位のため骨折の可能性がある病変、脊髄を圧迫して麻痺症状を引き起こす可能性がある病変に対しても行われます。また、固定術後であっても行われることがあります。

外部照射とラジオアイソトープ治療の疼痛への効果

　たくさんの施設で実施されている外部照射とラジオアイソトープ治療による疼痛への効果は次のとおりです（表1）。

表1　外部照射とラジオアイソトープ治療の疼痛への効果

	疼痛の軽快	疼痛の消失
外部照射	70 〜 90%	30 〜 40%
ラジオアイソトープ治療	50 〜 90%	10 〜 80%

　このように、疼痛に対する効果には幅があります。

部位別の解説

2 骨転移に対する放射線治療の方法について教えてください。

A 外部照射、ラジオアイソトープ治療（ラジウムを用いた治療法）があります。

解説　外部照射は痛みなどの症状の原因となっている部位を中心に照射を行い、その症状の改善を図ります。照射線量と照射回数は次のようにさまざまであり、担当の放射線腫瘍医が患者さんに適した方法を選びます。

> ・8グレイ/1回　・20グレイ/5回　・30グレイ/10回　・37.5グレイ/15回
> ・40グレイ/20回など

　ただし、痛みをとる効果に関していえば、どの方法であっても差異がありません。しかし、単回照射の疼痛再燃（再び痛みが出る）割合や骨折のリスクは、複数回照射よりも高いという報告もあります。注意しなければならないのは、どの方法にしても放射線治療開始後すぐに痛みが良くなるわけではないため、最初は鎮痛剤との併用が必要なことです。

　2020年に局所コントロールを目的として、5cm以下の脊椎転移に対して体幹部定位放射線治療が保険適用になりました。

　ラジオアイソトープ治療はラジウムを静脈注射により体内へ投与する治療法です。

　2016年にホルモン療法が効かなくなった骨転移のある前立腺癌に保険適用になりました。注射した塩化ラジウム233が骨転移の場所に集まって、アルファ線を放出することを治療に利用しています。治療効果が疼痛の緩和だけでなく、生存期間が長くなることが報告されています。

3 骨軟部肉腫に放射線治療は効きますか。

A 放射線治療による効果は腫瘍の種類により大幅に異なります。ユーイング肉腫や横紋筋肉腫、形質細胞腫などは、通常の放射線治療でも十分効果があり、そのほかの腫瘍では粒子線治療が有効です。

解説 　骨軟部肉腫（こつなんぶにくしゅ）の多くは、通常の放射線治療の効果があまりないタイプです。粒子線治療についてはQ11-5（☞61ページ）を参照してください。多くの場合は通常の放射線治療のみでの完治はほとんど期待できませんが、ユーイング肉腫や横紋筋肉腫（おうもんきんにくしゅ）、形質細胞腫などは通常の放射線治療に対する反応が良好で完治が期待できます。

　通常の放射線治療は、薬物療法や手術のみでは再発する可能性が高い場合の予防的治療として、術前か術後に使用されることがほとんどです。とくに軟部肉腫では、手術への放射線治療の追加により生存割合が向上することが明らかとなってきています。

　腫瘍が巨大でも、放射線治療の効果が高い場合は、術前照射を行うことで縮小されることもあります。術後照射では、手術により得られた腫瘍の病理診断結果をもとに放射線治療の対象範囲を決めます。時に術中にカテーテルを腫瘍のあった近くに留置して、遠隔操作密封小線源治療システムを用いて術後照射を行うことがあります。

　また、骨軟部肉腫による疼痛、麻痺、腫脹があった場合、症状を緩和させる目的で放射線治療を行うことがあります。

4 骨軟部腫瘍への粒子線治療はどのような場合に有用ですか。

A 根治的切除術が困難な脊索腫（せきさくしゅ）や骨軟部肉腫に対して重粒子線（炭素イオン線）治療の有用性が実証されています。

解説 　手足の骨軟部腫瘍では手術が行われますが、骨盤などは手術できないことが少なくありません。脊索腫（せきさくしゅ）や骨軟部肉腫の多くは、通常の放射線治療による効果が低い腫瘍です。近年、仙骨や頭蓋底の脊索腫、骨盤などの骨軟部肉腫に対して重

粒子線を使用し、その有効性のみならず、安全性も実証されてきています。

　従来のエックス線による治療効果よりも粒子線による治療効果は明らかに良好で、2016年に、手術のできない骨軟部腫瘍の完治可能な治療の選択肢として粒子線治療が保険適用になりました。

図1　仙骨脊索腫に対する粒子線治療の照射野

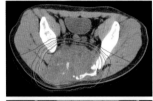
水平断

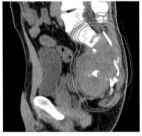
矢状断

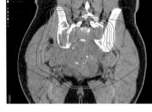
冠状断

5 骨軟部腫瘍への放射線治療の悪影響について教えてください。

A 腫瘍のある部位、照射線量、放射線の種類により異なりますが、照射した部位を中心に起こります。

　照射野に一致した皮膚炎や脱毛などが主なものですが、術後の放射線治療では術部位の創傷治癒が遅れてしまうことが考えられます。長期的には骨の成長発達異常、側弯（そくわん）、関節の拘縮（こうしゅく）、浮腫（ふしゅ）、皮膚の潰瘍（かいよう）、骨折などが起こることがあります。腫瘍の存在部位によっては、咽頭（いんとう）や腸の炎症なども挙げられ、部位によって異なるため、各部位における悪影響と対処の記述を参考にしてください。

**皮膚がんへの放射線治療は
どのような時に行いますか。**

A 顔面などの手術によって残る傷あとが問題になる場合や、手術ができない場合、やや進行した皮膚がんの術後や転移部位に対して行われます。

解説　基底細胞がんや有棘細胞がん^{ゆうきょく}といったタイプの皮膚がんは、放射線治療がよく効きます。しかし、皮膚がんの手術は負担が少ないことが多いので、切除可能な皮膚がんの治療として多くの場合に手術が選択され、放射線治療を選ぶことは多くありません。ただし、顔面などの手術によって残る傷あとが問題になる場合や、高齢や合併症で手術が困難な場合には良い選択肢となります。

　術後の再発、転移で手術困難等の場合に放射線治療が実施されることがあります。また、手術の結果、リンパ節転移が認められるなど再発の可能性が高い場合、予防的に放射線治療を追加することで、再発が減ることがわかっています。

　また、皮膚がんの脳転移や骨転移の場合、症状を緩和させる目的で放射線治療を行うことがあります。

 悪性黒色腫に放射線治療は効きますか。

A 通常の放射線治療は悪性黒色腫に対してあまり効かないのですが、粒子線治療の有効性が報告されています。とくに眼、副鼻腔や鼻腔など頭頸部の腫瘍に対しての有効性の報告が多くあります。

解説　悪性黒色腫は通常の放射線治療に対する反応が悪い腫瘍で、従来の放射線治療のみで完治を期待するのは難しい状況です。顔や眼、副鼻腔や鼻腔に発生した悪性黒色腫の場合、手術は困難なことが多く、また、行ったとしても十分な結果は得られないために粒子線治療が選択されます。頭頸部では粒子線治療による良好な治療成績が報告されており、2018年に保険適用になりました。

Q23 リンパ・血液のがんへの放射線治療について教えてください。

　悪性リンパ腫、白血病、骨髄腫などはリンパ・血液のがん（厳密にいえば肉腫）です。悪性リンパ腫はリンパ球のがんで、リンパ節がはれることが多いのですが、胃がんや肺がんがリンパ節に転移したものは悪性リンパ腫ではありません。しかし、本項では、**Q23-6** ☞188ページでがん（胃がん、肺がん、乳がんなどの上皮性腫瘍）のリンパ節転移についても扱いました。

1　悪性リンパ腫の放射線治療はどのような場合に有用ですか。

 悪性リンパ腫は、ホジキンリンパ腫、非ホジキンリンパ腫、そのほかの節外性リンパ腫に大きく分類されます。病気のタイプや広がりによって違いますが、抗がん剤や分子標的薬などの薬物療法を主な治療として、放射線治療を追加治療として行う治療法が一般的です。脳、眼、鼻腔、胃などは、放射線治療だけを行う場合もあります。

解説 **悪性リンパ腫の種類**

　悪性リンパ腫は、ホジキンリンパ腫と非ホジキンリンパ腫の2つに分けられます。ホジキンリンパ腫は日本人に少なく欧米人に多い悪性リンパ腫で、若い人に多い、主に躯幹部（胴体）のリンパ節から発生して隣接するリンパ節領域に連続して広がる、治りが良いなどの特徴があります。これに対して非ホジキンリンパ腫では、ウイルスや免疫系の不調が発生に関与しているとされ、病巣はリンパ節に限らず、さまざまな臓器に不連続的に広がることが特徴です。

　ホジキンリンパ腫と非ホジキンリンパ腫では異なる方法でリスク群分類を行ったうえで、薬剤の量や放射線治療の線量、照射範囲などの治療方針を立てます。たとえば、非ホジキンリンパ腫では、病理組織診断に応じた悪性度のほか、年齢、全身状態、病期（Ann Arbor分類）、リンパ節以外の病巣の数などにより決

められる予後予測指標を用いてグループ分けがなされます。

　このほか、悪性リンパ腫には、脳、眼窩（がんか）、胃、鼻・副鼻腔（ふくびくう）、精巣など、リンパ節以外の臓器に発生する節外性リンパ腫があります。臓器によって発生しやすいタイプが異なり、治療方針や治る割合も違います。

放射線治療の行い方

　薬物療法と併用する場合と放射線治療だけを用いる場合があります。ホジキンリンパ腫では治りがよい一部のタイプを除き、抗がん剤と併用して放射線治療を行います。この際、放射線治療の範囲は治療開始前に病変があった領域とするのが原則です。ただし、胸部や腹部で肺、腎臓、腸管などへの線量を低くするため、抗がん剤により縮小した病変を含む範囲に限定することもあります。

　放射線の線量は、リスク群ごとに薬物療法後の病変の縮小の程度に応じて30～40グレイの幅をもって設定されます。ホジキンリンパ腫で、合併症などのため薬物療法が行えない場合には、上半身ではマントル照射、下半身では逆Y字照射などと呼ばれる複数のリンパ節領域を含む照射範囲が設定されることがあります。

　非ホジキンリンパ腫では、先に述べた病期と悪性度に応じた治療方針の中で、放射線治療の役割が決まります。限局期（ステージⅠ～Ⅱ期）の低悪性度の非ホジキンリンパ腫には、放射線治療だけで完治を目指して根治的放射線治療が行われます。

　中高悪性度の非ホジキンリンパ腫では、病期や薬物療法に応じて地固め放射線治療や緩和的放射線治療が行われます。さらに中高・高悪性度の非ホジキンリンパ腫に対する血液幹細胞移植（かんさいぼう）の際には、その前処置として全身照射が行われます。放射線の線量は、限局期低悪性度の腫瘍には30～36グレイ／10～20回／2～5週（1回1.5～3グレイ）、そのほかのリンパ腫に対しては薬物療法の効果に応じて30～50グレイが採用されます。

胃のMALT（マルト）リンパ腫

　胃に発生した節外性リンパ腫のタイプが低悪性度の粘膜関連リンパ組織型（MALT（マルト））で、しかも限局期であった場合、ヘリコバクターピロリの除菌が行われます。この除菌がうまくいかなかった時に、胃全体と胃の周囲にあるリンパ節に対して放射線治療が行われ、高い治癒率が得られます。

　この際、胃の形や動き（蠕動運動（ぜんどう）と呼吸による移動）を確認すること、空腹の状態で計画CTを撮影して肝臓や腎臓への影響がなるべく少ない照射方法を採用することなど、患者さん一人ひとりに応じた計画を作成して治療を実施します。

ただし、びまん性大細胞型B細胞リンパ腫など、中高悪性度のリンパ腫の場合には、まず標準治療である薬物療法を行います。

図1 胃のMALT リンパ腫への照射

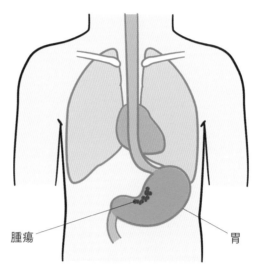

腫瘍　　　　　　　胃

2 悪性リンパ腫への放射線治療の悪影響について教えてください。

A 放射線治療の対象となる部位とそこに含まれる臓器や組織によって現れる悪影響は異なります。くわしくは各部位や臓器のがんに対する放射線治療の項目を参照してください。

解説　一般に、急性期には照射された部位に粘膜炎や皮膚反応などがみられます。とくに抗がん剤の後に放射線治療を行う時には、骨髄抑制による感染症、帯状疱疹（ヘルペス）、肺臓炎（放射線治療による悪影響が原因で起こる肺炎）に注意が必要です。

　若い患者さんのホジキンリンパ腫に対する放射線治療では、骨盤領域への照射で卵巣や精巣の機能が低下または廃絶して不妊となる場合があります。

　治療後長い年月を経て現れる晩期悪影響にも注意が必要で、二次発がんや心血管障害が問題となることがあります。これらのリスクには照射範囲と線量が関係するので、治る見込みが高い時には、できるだけ不必要な部位への照射を避けることが重要です。

骨髄腫に放射線治療は効きますか。

A 病変が限局して存在する骨髄腫には、完治させるための放射線治療が可能です。病変が多発している骨髄腫では抗がん剤が主な治療法ですが、抗がん剤を行っても痛みや圧迫症状などがある場合、症状を緩和するための放射線治療も有用な補助治療です。

解説 骨髄腫とは

骨髄腫（こつずいしゅ）は、免疫に関与するリンパ球が成熟した形質細胞という種類の細胞が腫瘍化した病気です。病変の広がり方により4つに分類されますが、多発性骨髄腫が大部分です。ほとんどは60歳以上の高齢の患者さんに起こり、貧血、易感染（いかんせん）性、腎機能障害、骨病変による痛みなどの症状が現れます。抗がん剤だけでは完治が難しい病気です。

骨髄腫に対する放射線治療

孤立性形質細胞腫や髄外性（ずいがいせい）形質細胞腫に対しては、完治を目的に放射線治療を行うことがあります。この場合の線量／回数／期間は、40〜50グレイ／20〜25回／4〜5週、がよく用いられます。

局所制御効果は90％以上期待できますが、症状を伴う多発性骨髄腫（こつずいしゅ）に進行した時は抗がん剤治療が必要になります。

無症状の多発性骨髄腫では、症状が現れるまでは無治療経過観察が選択されます。したがって、有症状の多発性骨髄腫の患者さんに抗がん剤治療を行っても疼痛などが治療できない時に、これら症状の緩和を目的とした放射線治療が行われます。線量と回数は10〜20グレイ／5〜10回程度で十分な効果が得られます。仮に脊椎の病気が再度悪化して照射が必要になった場合でも、脊髄の耐えられる限度内で2回目の放射線治療が行えます。

放射線治療の悪影響は、症状を抑えるための少ない線量の照射では目立ったものは認められませんが、頭頸部に完治させるための照射がされる場合には、味覚の障害、唾液の減少などが問題になることがあります。

造血幹細胞移植（骨髄移植）のための全身照射とはどのような治療ですか。

A 骨髄にある腫瘍細胞を放射線の全身照射によって根絶し、正常な骨髄を移植するために行われます。治療は1日の朝・晩、あるいは3日間の朝・晩に行う方法などがあります。白血球がなくなって抵抗力が下がるので、無菌室に入ることが一般的です。

解説 骨髄移植とは

　血液のがんとも呼ばれる白血病は、白血球が無秩序に増殖して、全身にさまざまな症状を引き起こす病気です。白血球は骨髄で作られ、多くの種類があり、たとえばリンパ球も白血球の仲間です。どの種類の白血球ががん化するか、またその症状の現れ方などにより、慢性骨髄性白血病、急性リンパ性白血病、急性骨髄性白血病など、いくつかの病気に分類されます。

　白血病の治療に用いられるのが骨髄移植です。白血病の細胞を抗がん剤や放射線照射によって根絶した後に、正常な骨髄から採取された血液のもととなる細胞を、点滴により患者さんに投与し、これが生着して正常な血球が作られるようになると移植が成功したことになります。このためにさまざまなタイプの組織適合性をもつ白血球を非血縁者から提供してもらうしくみが骨髄バンクです。

　この治療では、移植されるのが血液のもととなる細胞であることが要点です。近年は、そうした性質をもつ末梢血幹細胞や臍帯血を移植することも増え、これを骨髄移植とともに造血幹細胞移植といいます。

全身照射の実際

　全身照射の目的は、放射線によって全身のあちこちにひそむ白血病細胞を根絶することと、移植された細胞を異物として拒絶しないようにすることです。これらは造血幹細胞を移植する前に行うので、移植前処置といいます。同じ目的で大量の抗がん剤投与も行われますが、全身照射には、抗がん剤が届きにくい脳や精巣などに入り込んだ白血病細胞にも確実に効果があり、また照射方法を工夫して全身に均等な線量を投与したり悪影響が出やすい臓器への線量を減らしたりできる利点があります。

　ただし、抗がん剤の大量投与と全身照射をどのように組み合わせるか、またどのような場合に全身照射を用いるかは、白血病の種類や病態を考慮して決められ

ます。

全身照射では患者さんと放射線治療装置との距離を長めにするなどの工夫をして、30分～1時間くらいの時間をかけて全身に均等に照射されるようにします。この時からだの部位による厚みの違いに応じたフィルターを用いたり、肺への線量を減らす目的で鉛製のブロックをからだの手前に置いたりします。

全身照射の線量分割は、次のパターンがよく用いられます。

1回2グレイ、1日2回（午前と午後）で、総線量12グレイ／6回／3日

ただし、前処置による骨髄破壊の程度を弱めた治療（ミニ移植）では、より短期間（1日など）で少ない総線量（4グレイなど）の全身照射が行われることがあります。

 全身照射の悪影響について教えてください。

> **A** 治療中には吐き気、急性耳下腺炎、下痢などの消化器症状や口内炎、咽頭炎などの粘膜炎が起こることが多いです。治療後では、放射線肺炎、不妊などがあります。

解説 ## 全身照射の悪影響

全身照射では、からだのあらゆる臓器に放射線が照射されますが、線量分割法や同時に使用される抗がん剤の種類や量にも影響を受けます。全身照射との関係が強いものとしては次に示すような悪影響があります。

急性期の悪影響

吐き気、嘔吐、下痢などの消化器症状や口内炎、咽頭炎などの粘膜炎が高頻度に起こりますが、抗がん剤との関連も大きいと考えられます。

脱毛は2週間以内に生じますが、回復します。急性耳下腺炎は照射後すぐに起こり、痛みやはれを生じますが、2～3日以内に治ります。

また頻度は少ないですが、肝中心静脈閉塞症という肝障害によって、肝臓のはれ、腹水、黄疸、体重増加などが起こります。

慢性期の悪影響

放射線肺炎は時に重症化して命に関わる悪影響です。全身照射の後2か月くら

いして発症します。年齢や移植片対宿主反応病（GVHD）が関係しますが、照射<ruby>移植片対宿主反応病<rt>いしょくへんたいしゅくしゅ</rt></ruby>
回数が少ないほど、あるいは線量率が高いほど発生しやすくなります。

　性腺機能低下のために生殖機能がなくなって不妊の原因となります。思春期前の小児では二次性徴が遅れるので、ホルモン補充を適切に行うことによって誘発します。

　そのほかに起こりうる悪影響として、白内障、低身長、甲状腺機能低下、二次がんなどがあります。

6　がんのリンパ節転移に　放射線治療は効きますか。

A　さまざまながんのリンパ節転移にも放射線治療は有効です。ただし、その有用性はがんの種類や病状によって違います。詳細は各原発部位を参照してください。

解説

　リンパ節はリンパ管の関所のような役割をしています。リンパの流れに乗って運ばれてきた細菌やがん細胞をここでせき止めて、からだ中に流れるのを防ぐ役目をしています。通常は元の腫瘍の近くにありますが、時にがん細胞がリンパ管を通じて遠く離れた部位のリンパ節に流れ着き、そこで増殖してがん細胞の数が増えて腫瘤を作ることがあります。これをリンパ節転移といいます。

　脇の下のリンパ節のはれに気づいた後で、同じ側に乳がんが見つかったり、子宮がんの治療中に骨盤から遠く離れた首の下あたり、鎖骨のくぼみの上のリンパ節に転移を生じたりすることがあります。また、リンパ節転移が出現すると主に全身的な治療が必要になりますが、原発巣の周りでがんがせき止められている場合は、放射線治療で完治を目指せることもあります。

　放射線治療が効果的であるかどうかには、リンパ節転移の大きさ、腫瘍の病理組織、治療前の症状の程度などが関係します。線量分割法の選択には腫瘍に対する放射線治療の効果や治療目的を考慮し、さらに今後の見込みや全身状態にも配慮した治療期間を採用します。

　初回治療時にリンパ節転移がある場合には、それぞれの原発部位に応じた治療方針の決定が必要です。詳細は各病気の項目を参照してください。

Q24 | こどもへの放射線治療について教えてください。

1 こどもに放射線治療をして大丈夫なのですか。

A こどもは正常な細胞も放射線の影響が出やすいので、経験を積んだ医療チームが、最適な治療機器を用いて細心の注意を払いながら実施することが大切です。放射線による治療効果を最大にして、しかも放射線特有の悪影響を最小にするように努めています。

解説 　放射線は危険なものという感覚は、放射線治療を受ける多くの患者さんやそのご家族がもつ心配でしょう。放射線が人体にとって危険であるというのは、具体的には私たちのからだの臓器・器官・組織、そしてその最も小さい単位である「細胞」に有害であるということです。

　実際、放射線には細胞の働きを害する作用があります。この作用を利用してからだにとって害になるがん細胞一つひとつに傷害を与えることができます。しかし上手に用いないと、がんと一緒にある正常な細胞も機能が害されたり壊されたりします。放射線治療は「がんと闘う両刃の剣」であるともいえます。

　このような放射線の作用を利用して、こども（小児）のがんもまたおとな（成人）の場合と同様に放射線で治療することができますが、これには理由があります。それは、こどものがんには放射線治療が効きやすい、すなわち、放射線の作用で影響を受けやすい腫瘍細胞からできたがんが比較的多いからです。このような性質を「放射線に対する感受性が高い」と表現します。

　もちろん、まったく"大丈夫"なわけではありません。がんと正常組織に同じ量の放射線を照射して、がんのほうがより効果的に縮小するような分割照射法を用いたり、照射される正常組織の体積ができる限り小さくなるように工夫したりすることで、安全に有効な放射線治療を行うことができるのです。

　一方、こどものからだは成長の途上にあります。さまざまな性質をもつ細胞が分裂し増殖して、身長が伸びたり体重が増えたり、そしてまた子孫を産む能力を

得るなどして、段々とおとなへと向かう過程にあるのがこどものからだです。このため、放射線治療はこどものからだの正常細胞に対して悪影響を与えるため、成長過程への影響がより強く現れます。これらの悪い影響を可能な限り最小にするために、こどものがんに対する放射線治療では、経験を積んだ医療チームが、最適な治療機器を用いて、細心の注意を払いながら実施することが大切です。

2 こどもとおとなでは照射の仕方が違いますか。

A 放射線治療そのもののやり方は、こどもとおとなで違いはありません。乳幼児のように、数分間動かない状態でいることが難しい場合には、全身麻酔や鎮静薬を使いながら、放射線治療をすることがあります。

解説 ほとんどの放射線治療では数分間の治療を1日1回、休日を除く連日、10～40回行います。例外的なものとして、血液疾患に対する全身照射（1日2回、6回程度）や定位放射線治療（1日1回、1～5回）が行われます。

こどもの放射線治療では、全身照射の割合がおとなよりも少し多くなりますが、ほとんどの場合、おとなと同じように、1回数分／10～30回の放射線治療が行われます。こどもでは治療の効果が高いので、1回の線量・総線量をおとなよりも減らすことがあります。

放射線治療では、数分間の治療の間、動かないようにしなければなりません。動いてしまうと目的の部位に放射線が照射できないうえに、病気ではない部分に放射線を照射してしまうことになるからです。このため、乳幼児では、全身麻酔や鎮静薬を使って放射線治療をすることがあります。

3 小児白血病に対する全脳照射はどのような時に行いますか。

A 全身薬物療法で投与された抗がん剤は脳内の腫瘍細胞に到達しないことが多いので、頭蓋内の腫瘍細胞を死滅させることを目的に脳に放射線を照射します。

白血病の全脳照射とは

　白血病の細胞が脳の中にあっても、全身薬物療法で投与された抗がん剤が脳内の腫瘍細胞にまで到達しないことがあります。このような場合、残存する腫瘍細胞を死滅させることを目的に、頭蓋全体に放射線を照射することを全脳照射といいます。

白血病の全脳照射はこんな時に行います

　放射線治療には、白血病細胞を根絶する強力な効果があるので、脳脊髄腔に投与された抗がん剤が行き渡らない脳室内などに残った白血病細胞に対してとても有効です。

　脳や脊髄が白血病細胞におかされることを中枢神経浸潤といい、頭痛、けいれん、意識障害、麻痺などの症状が出ることがあります。

　以前は急性リンパ性白血病の中枢神経浸潤予防のために、髄液に悪性細胞がない症例にも予防的全脳照射が行われましたが、悪影響が問題となること、中枢神経に再発が生じた時点で全脳照射を行っても治療成績が変わらないことがわかってきました。このため近年では、抗がん剤の髄腔内投与によって中枢神経浸潤を予防し、予防的な全脳照射は行わない傾向にあります。

　再発のリスクが高い一部の白血病では、現在でも予防照射が有益と考えられますが、投与する線量は従来よりも減らし12グレイ程度となっています。

　浸潤による脳神経の症状がある場合には、全脳照射が良い治療法です。また中枢神経再発時にも、大量の薬物療法後に全脳照射あるいは全脳全脊髄照射を行います。ただし急性骨髄性白血病では、中枢神経浸潤再発に対して主に抗がん剤の髄腔内投与で治療します。

可能性がある悪影響

　患者さんの病状によって可能性のある悪影響は違い、病状との兼ね合いで避けられない場合もありますので、放射線腫瘍医と十分に話し合って納得してから治療を受けてください。

1. 傾眠症候群

　全脳照射を受けた6～8週間後に、傾眠（睡眠に陥りやすい状態）、吐き気、不安感、無気力が発症します。ステロイド剤が有効で、4～8週間で回復します。

2. 白質脳症

　麻痺、けいれん、失調などを発症し、中枢神経浸潤があった場合に症状が強くなります。

3. 認知障害・知能低下・学習障害

　活発な中枢神経の発達段階にある3歳以下で全脳照射を受けた場合に顕著にみられる晩期有害反応で、線量を減らすことで発生頻度も減らすことができます。

4. 内分泌障害

　視床下部、下垂体の機能が低下して、成長ホルモンの分泌が不十分になります。思春期前に照射がされた場合、低身長が顕著に生じます。ホルモンの補充により症状が出ないよう対応可能です。

5. 二次発がん

　こどもの急性リンパ性白血病全体では、二次発がんの発生率は10年で1%程度です。一方、全脳照射を受けた急性リンパ性白血病では、二次発がんの発生率は5年で3.5%と、全脳照射を受けなかった症例よりも高いです。急性リンパ性白血病治療後の二次発がんは、急性骨髄性白血病、悪性リンパ腫、甲状腺がんが多く、全脳照射後の二次発がんは髄膜腫や悪性神経膠腫の発生が多いです。

ウィルムス腫瘍ではどのような時に放射線治療を行いますか。

腎臓の腫瘍を摘出した後に、腫瘍があった所や、再発や転移した腫瘍がある所を局所的に照射します。

解説 ウィルムス腫瘍とは

　ウィルムス腫瘍はこどもの腎腫瘍で、2〜3歳によく発生し、左右の腎臓に発生することもあります。放射線治療はウィルムス腫瘍に対する有効な治療として古くから用いられ、近年は治療法の進歩により、完治可能な病気になっています。

　放射線治療は、腹部の原発腫瘍を摘出した後に、元の腫瘍があった所や、再発や転移した腫瘍がある所を局所的に照射して治療します。

　次のような時に行います。

原発腫瘍の術後照射

　原発腫瘍を摘出した後の照射を術後照射といいます。術後9日以内に放射線治療を開始することが原則で、遅くとも14日以内に開始します。

　治りの良いタイプの早期がんでは、抗がん剤だけで放射線治療はしなくても大

丈夫です。治りの良いタイプのやや進んだ病状と、転移がある進んだ病状でも転移病巣の抗がん剤の効きが良い例には、抗がん剤と線量10.8グレイ／6回の側腹部照射を行います。

治りの悪いタイプでも同様に、再発予防のための腹部照射がすすめられています。

転移への放射線治療

多発肺転移で抗がん剤の効きが良くない場合には、線量12グレイ／8回の全肺照射がすすめられます。全肺照射には、放射線肺炎やニューモシスチス肺炎という合併症のリスクがあり、抗がん剤による免疫抑制で悪化しやすいので、放射線治療直後の抗がん剤は薬剤の量を減らして行うことが推奨されています。

肝転移で手術ができないと診断された場合に放射線治療を行います。びまん性の肝転移には、線量19.8グレイ／11回の全肝照射が用いられます。

脳、骨、リンパ節への転移にも放射線治療を行います。線量は、脳転移に30.6グレイ／17回、骨転移に25.2グレイ／14回、リンパ節転移に19.8グレイ／11回などが用いられます。

図1 **ウィルムス腫瘍への照射**

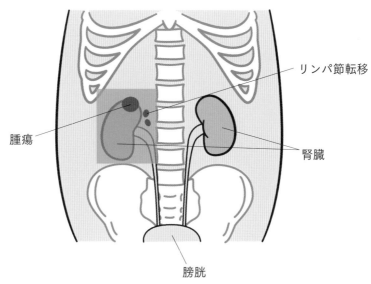

リンパ節転移

腫瘍

腎臓

膀胱

5 神経芽腫ではどのような時に 放射線治療を行いますか。

A 抗がん剤だけで治りにくいタイプの神経芽腫では手術が行われ、手術で取り除けなかった場合には、術後の放射線治療を行うことがあります。

解説 **神経芽腫とは**

神経芽腫（しんけい がしゅ）はこどもに最も多い腫瘍です。神経芽腫には治りやすいものから、治りにくいものまで、大きな幅があります。

こどもの腫瘍に限らず、多くの悪性腫瘍の治療方針は、腫瘍を手術で取り除けるかどうか、病気がほかの離れた臓器に飛び移っていないかなど、病気の広がり具合をもとに決めています。しかし神経芽腫は腫瘍細胞の性質、遺伝子の異常、発症した年齢により治り具合が大きく異なるため、病気の広がり具合だけでなく、腫瘍細胞の性質、遺伝子の異常、発症した年齢を考慮して治療法を決めています。

神経芽腫ではこんな時に放射線治療を行います

病気の広がり具合、腫瘍細胞の性質、遺伝子の異常、発症した年齢をもとに治療が必要だと判断された神経芽腫の場合、抗がん剤による治療が広く行われています。そして抗がん剤だけで治りにくいタイプのものでは、手術が行われ、手術で取り除けなかった場合には、手術後の放射線治療を行うことがあります。

抗がん剤だけで十分治るタイプの場合、腫瘍が残っているようにみえても、無理な手術や放射線治療をしません。抗がん剤だけで治るタイプのものかどうか、手術で取り除けたかどうかという判断は、個々の患者さんの細かい情報をもとに判断されます。したがって放射線治療をすべきかどうかは、担当医から十分な説明を受けて判断する必要があります。

抗がん剤が効きにくいタイプで、もともとの病気と離れた臓器に腫瘍が転移している場合、手術で取り除くのは困難なことがあります。離れた臓器に転移した腫瘍が、さまざまな症状を引き起こすこともあります。このような病巣に対しては、症状を抑えたりする目的で放射線治療が行われることがあります。

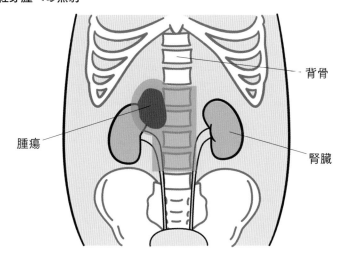

図2 神経芽腫への照射

背骨

腫瘍

腎臓

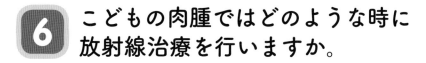

6 こどもの肉腫ではどのような時に 放射線治療を行いますか。

A 腫瘍がある部位に照射して悪性細胞を破壊して腫瘍を縮小させる効果があります。しかし、放射線治療が効きにくい肉腫も多く、手術できない場合や術後に取り残しがある場合、手足を残すための治療などで使用されます。

解説 肉腫とは

　肉腫とは骨や軟部組織から発生する悪性腫瘍です。軟部組織とは、筋肉のほか結合組織（腱など）、脂肪組織、関節（滑膜など）、神経などのことで、これらの組織を含むさまざまな部位から発生したものを軟部肉腫とも呼びます。肺などへの血行性転移やリンパ節転移を起こすことがあります。

　肉腫の治療では、とくに悪性度が高い場合、手術、抗がん剤、放射線治療を組み合わせる集学的治療が行われます。初回治療の内容と効果が生命予後と治療後の機能に大きく影響するので、専門病院での治療が必要です。こどもに多い放射線治療の対象となる肉腫には、横紋筋肉腫やユーイング肉腫などがあります。

部位別の解説

放射線治療を行う場合

　放射線治療には腫瘍のある部位に照射して悪性細胞を破壊して腫瘍を縮小させる効果がありますが、放射線治療が効きにくい肉腫も多く、手術不能や術後に残存がある場合や、手足を残すための治療などで使用されます。

横紋筋肉腫

　横紋筋肉腫は、こどもに最も多い軟部肉腫です。初発時の年齢、原発部位、病期、タイプなど多くの因子が予後に関係しますが、「病期に応じた規定の通りに放射線治療が実施されたかどうか」も予後因子の1つとなります。

　放射線治療の線量は、次のように、主に手術後の腫瘍の残り方により異なります。

- 腫瘍が取りきれた場合は36グレイ／20回
- ミクロなレベルで腫瘍が残った場合は41.4グレイ／23回
- 明らかな腫瘍が残存する場合は50.4グレイ／28回

　また放射線治療は神経圧迫による局所症状などの緩和にも効果があります。一方、病理組織診断が胎児型の横紋筋肉腫で、完全切除ができた場合には放射線治療は行いません。

ユーイング肉腫

　ユーイング肉腫は、放射線治療が効きやすい腫瘍ですが、他臓器転移も多く、薬物療法、手術、放射線治療による集学的治療が行われます。

　ユーイング肉腫の治療は、まず薬物療法を行った後に、局所療法として手術、次いで放射線治療を行うことが一般的です。腫瘍が大きくて手術の前に放射線治療（術前照射）を行ったり、腫瘍の大きさや部位によって手術ができない場合には、完治を目的として放射線治療を行ったりします。

図3 ユーイング肉腫への照射

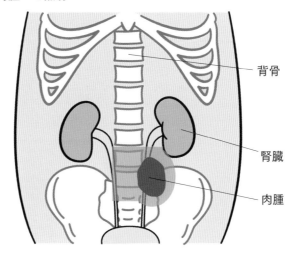

背骨

腎臓

肉腫

7 こどもへの放射線治療の後遺症と対処法について教えてください。

A こどもの病気に対する放射線治療では、十分な治療効果を得るために、深刻な放射線の影響のリスクを抱えなければならないことがあります。放射線治療による影響の中には、こどもに特有のものもあります。こどもに特有な放射線の影響の代表的なものは、こどもの成長や発達を妨げてしまうという問題です。放射線治療により知能の発達への影響、骨格の成長への影響、性的機能や生殖能の発達への影響が生じることがあります。これらの影響は、命をおびやかすものではありませんが、程度によっては、生活の質（QOL）に影響を及ぼします。

解説 **放射線による知能への影響**

脳への放射線治療によって、知能の発達に影響が生じることがあります。脳の放射線治療後における知能の発達は、放射線の量、照射される脳の体積、治療時の年齢により大きく異なり、放射線治療を行っても発達障害に気づかない患者さんも数多くいます。

脳腫瘍に放射線治療を受ける患者さんは、病気の種類や部位、手術の内容によっても知能の発達に影響を受けます。したがって、脳の放射線治療後における知能の発達については、患者さんの病状、治療内容などのさまざまな要因をふまえ

て、予想する必要があります。放射線による知能の発達への影響が顕著な場合、放射線治療から数年後に発達速度の低下に気づくようになります。

　放射線による知能の発達への影響を改善する方法は、今のところわかっていません。放射線治療後の知能の発達障害をもつ患者さんには、身近な方の理解と支援が必要であることはいうまでもありません。

骨格の成長への影響

　放射線による骨格の成長への影響は、放射線により骨やその周囲の組織を直接傷害されて起こるものと、骨格の成長をうながす成長ホルモンの低下によるものがあります。成長ホルモンの低下は、脳への放射線治療の影響として現れます。放射線による骨やその周囲の組織への影響は、放射線の量が多い場合や、年齢が低い場合に強くなります。

　骨やその周囲の組織への影響として、本来、均等に成長しなければならない骨が、不均等に成長した時に目立つようになります。脊椎の前後左右の放射線の量が等しくない場合には、脊椎の側弯症が現れます。頭蓋骨の中心部と外側、左と右で成長の違いが起こると、顔の変型が目立つようになります。

　成長ホルモンの低下は、脳の中の下垂体とその周囲への放射線治療により起こります。成長期の成長ホルモンの低下は、低身長を起こします。成長途上でみつかった成長ホルモンの低下による低身長は、成長ホルモンを投与することで補うことができます。

性的機能や生殖能への影響

　放射線による性的機能や生殖能の発達への影響は、下垂体とその周囲への放射線治療と性器への放射線治療により生じることがあります。下垂体は脳の中心部の下側にあります。下垂体とその上方の視床下部は、さまざまなホルモンの分泌を司っており、放射線治療によりその機能が低下することで、性徴がみられなくなったり、妊娠できなくなったりします。

　卵巣や精巣に放射線が照射されると分泌するホルモンが低下し、卵子や精子が減ります。卵子や精子は少ない量の放射線や抗がん剤でも減ってしまいます。卵巣や精巣の機能を維持するために、卵巣や精巣を本来の場所から移動して、放射線が照射されないようにする処置を行うこともあります。

Q25 | がん以外の病気（良性疾患）での放射線治療について教えてください。

1 がん以外ではどのような病気に放射線治療を行うのでしょうか。（Q9-4☞38ページ参照）

A 甲状腺眼症、ケロイド、血管腫、動静脈奇形、胸腺腫、良性脳腫瘍など、がん以外の病気でも、手術が危険な場合やほかの治療が効かない場合には放射線治療が行われています。

解説　放射線治療といえば、がんのような悪性の病気の治療法というイメージが強いと思いますが、今から何十年も前には湿疹などさまざまな病気に放射線治療が行われていました。とくに結核は、かつては命にかかわる重い病気だったので、まだ結核に効く薬がなかった時代には放射線治療が行われていました。

　今ではよく効く薬があるので結核や湿疹に放射線治療を行うことはなくなりましたが、今でも放射線治療が行われている良性の病気は意外に多くあります。たとえば甲状腺眼症（**Q25-2**☞次ページ参照）では、薬が効かない場合や使えない場合に放射線治療が行われています。ケロイド（**Q25-3**☞201ページ参照）は手術で取ってもすぐ再発しますが、手術した後に放射線治療をすると再発しにくくなります。またケロイドができやすい体質の人が手術を受ける場合、手術の傷あとがケロイドになるのを予防するために放射線治療が行われます。血管腫（**Q25-4**☞203ページ参照）や動静脈奇形（**Q25-5**☞205ページ参照）のような血管の病気でも、ほかの治療が難しい場合には放射線治療が行われます。くわしくはそれぞれの項に解説がありますので参照してください。

　ほかにも、胸の奥にある胸腺というところにできた腫瘍で、良性（非浸潤性胸腺腫）と悪性（胸腺がん）の中間の性質を持っているもの（浸潤性胸腺腫）は、手術をしても再発することがあり、手術した後の再発予防や、手術ができない場合に放射線治療が行われています。

　また、脳腫瘍のように頭の中にある腫瘍では、手術が難しい場所にある場合や、手術で完全に取りきれなかった場合は、悪性でなくとも放射線治療を行うこ

部位別の解説

とがあります。甲状腺機能亢進症（バセドウ病）では、放射線が出る薬を飲む放射線治療も行われています。このほかにも放射線治療は、本書では書ききれないほどさまざまな良性の病気の治療に用いられています。

2 甲状腺眼症ではどのような時に放射線治療を行いますか。

A 甲状腺眼症の治療にはステロイドという種類の薬を使いますが、薬の効きが悪い時、薬を減らすと悪化する時、薬の副作用が強い時、薬が使いにくい時などは放射線治療が行われます。意外に思われるかもしれませんが、放射線治療はステロイドと違って、悪影響がほとんどないことが特徴です。

解説 甲状腺眼症とは、目を動かす筋肉がはれたり、目のうしろにある脂肪が増えすぎたりしたために、目が出る、まぶたがはれる、物が二重に見える、涙が止まらない、目が痛い、光がまぶしいなどの症状が出る病気で、重症になると失明のリスクもあります。甲状腺ホルモンが出すぎるバセドウ病（甲状腺機能亢進症）が原因のことが多いためバセドウ病眼症とも呼ばれますが、甲状腺ホルモンに異常がなくても甲状腺眼症になることがあります。

甲状腺眼症の治療には、まずステロイドという種類の薬を使います。ステロイドは即効性はあるのですが、太って顔が丸くなったり、糖尿病になったり、精神状態が不安定になるなど、いろいろな副作用が出ることがあります。

長期間ステロイドを使っているとだんだん副作用が出てくるので、ステロイドは少しずつ減らしながらやめていく必要があります。たとえば次のような場合には放射線治療が行われます。

1. ステロイドを使ったがあまり効かなかった
2. ステロイドで症状はよくなるが、ステロイドを減らすと症状が悪化するので、ステロイドをやめられない
3. ステロイドを使ったらひどい副作用が出てしまったので，ステロイドが使えない
4. 糖尿病のようにステロイドを使うと悪化する持病があるので、ステロイドが使えない
5. 高齢者などでステロイドの副作用が出ると大変なことになりかねないので

　放射線治療は甲状腺眼症の数少ない治療法の1つであり、世界中で行われています。平日1日1回で合計10回、およそ2週間程度の治療で、水晶体（眼のレンズの部分）に当たらないように両眼に放射線を当てます（図1）。効果が出るまでに何か月もかかることもありますが、ステロイドと違い悪影響はほとんどありません。寝た状態で両眼に照射するのが一般的です。

図1 甲状腺眼症への照射

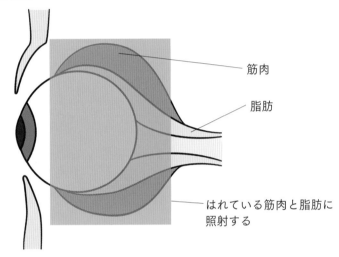

筋肉

脂肪

はれている筋肉と脂肪に
照射する

③ ケロイドではどのような場合に 放射線治療を行いますか。

A ケロイドの根本的な治療法は、まず手術でケロイドを取り除いてからその部分に放射線治療をする方法です。治療は1週間程度で終わり、即効性を期待する場合や、ほかの治療が効かなかった場合に行われています。ケロイドができやすい体質の人がなんらかの手術を受ける時は、手術をした後に放射線治療を行ってケロイドができるのを予防することもあります。

解説 手術と放射線治療を組み合わせた治療法

　ケロイドは、はっきりした原因がないこともありますが、手術やケガなどの傷、ピアスの穴、ふきでもの、虫さされなどが原因になることが多いです。症状

は痛みやかゆみばかりでなく、見た目が問題になることもあります。ケロイドは、テープや注射などで治療されることも多いのですが、何か月も何年も治療を続けているのに、いつまでたっても治らないことも少なくありません。

そのような場合は、日本ではあまり広まっていませんが、手術と放射線治療を組み合わせた治療法があります。まず手術でケロイドを取り除き、その部分に放射線治療を行います（図2）。手術だけではすぐ再発するので、放射線治療は欠かせません。

ケロイドができやすい体質の人が帝王切開などで手術をしなければならない時、手術のあとがケロイドにならないように放射線治療を行うこともあります。

いずれの場合も、手術の後に放射線治療ができるかどうか、手術の前にあらかじめ放射線治療（腫瘍）医が確認しておく必要があります。放射線治療は手術の次の日から始めて3〜4回で終わることが多いので、手術と放射線治療を合わせても1週間程度で治療が終わることになります。

ケロイドを手術せずに放射線だけで治療する方法もないわけではありませんが、それはどうしても手術ができない場合のやむを得ない治療法であり、一般的には手術したほうがきれいに治ります。

ケロイドが再発せずに治るかどうかは、治療法だけでなくさまざまな要素に影響されます。みぞおちや肩など皮膚の張りが強い部分や、服などがすれて刺激になる部分は比較的再発しやすいので、治療後もテープを貼っておくなどの手当てを続けたほうがよいでしょう。

図2　ケロイドへの照射

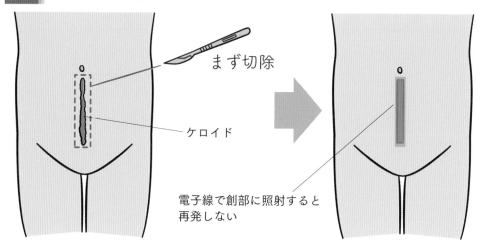

まず切除

ケロイド

電子線で創部に照射すると
再発しない

治療後の影響

ケロイドの治療に使う放射線は、電子線といってからだの表面から深さ1cmくらいしか届かないので、内臓にはほとんど影響はありません。放射線を当てたところが日焼けのような色になることはありますが、時間が経つにつれてだんだん色は薄くなっていきます。ただし完全には消えずに色が残る場合もあります。

放射線治療を受けたら将来がんになるかもしれないと心配される患者さんもいますが、現代の放射線治療でケロイドの治療後にがんになったという報告はないので、ケロイドの放射線治療は世界中で行われています。

4 血管腫ではどのような場合に放射線治療を行いますか。

A 血管腫は血管が増え過ぎてできた良性の腫瘍で、皮膚からからだの奥までのさまざまな場所にできます。顔にできた血管腫が目を圧迫したり、手足にできた血管腫のために関節が曲げにくくなるなど、なんらかの症状がある場合には治療を行います。血管腫は良性の病気ですが、こどもの場合はまれに命にかかわることもあります。血管腫に対して最初から放射線治療を行うことはほとんどなく、ステロイドやインターフェロンといった薬や手術、レーザー照射、血管内治療などが行われますが、これらの治療が効かなかった時には放射線治療も行われることがあります。

解説 乳児期血管腫

生まれながらにして顔、首、手足など、さまざまな場所に血管腫ができていることがあります。血管腫にはいくつか種類があり、治療しなくても自然に消えていくものもありますが、症状や見た目が問題になる場合には治療が行われます（図3）。血管腫は良性の病気ではありますが、カサバッハ・メリット症候群といって、血管腫のために血小板などの出血を止める成分が足りなくなり命にかかわる病気もあります。

放射線治療はよく効くのですが、成長期のこどもの場合は後遺症が問題になることがあります。たとえば、左足に放射線を当てると左足の成長が止まり、「成長するにつれて右足はだんだん長くなるのに、左足はいつまでも短いまま」といった後遺症が出ることもあります。まれですが、10年や20年後に放射線が原因でがんにかかる人もいないわけではありません。そのため、なるべく放射線治療

以外の方法で治療が行われるのですが、効果がなかった場合や、ほかに治療法が
ない場合、とくに命にかかわる場合は後遺症を覚悟したうえで、やむを得ず放射
線治療をすることもあります。

図3 血管腫に対する照射

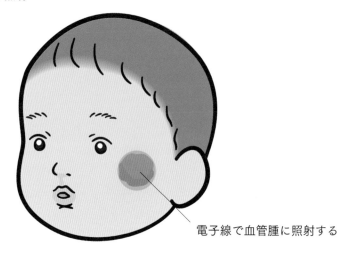

電子線で血管腫に照射する

脊椎の血管腫

　脊椎（背骨）の血管腫はほとんど症状はありませんが、神経を圧迫したり背骨
がつぶれてきたりする場合には、痛みや手足のしびれなどの症状が出てきます。
そのような場合は手術やセメント注入などの治療が行われますが、これらの治療
ができない場合や効果がなかった場合には放射線治療が行われることがあり、痛
みは80％くらいよくなります。悪影響は放射線が当たった部位にもより、放射
線が当たった皮膚が軽い日焼けのようになったり、食道に放射線が当たると物を
飲み込んだ時にのどが詰まる感じがすることがありますが、ほとんど一時的なも
のです。

肝臓の血管腫

　CTなどの検査でたまたま肝臓に血管腫が見つかることはよくあります。症状
がなければ治療する必要はありませんが、血管腫が大きくなり痛みなどの症状が
出てきた場合は手術や血管内治療などが行われることもあり、それらの治療がで
きない場合には放射線治療が選択されます。

5 動静脈奇形ではどのような場合に放射線治療を行いますか。

A 脳の動静脈奇形では、脳の大切な働きをする部分に病気があるので、手術でメスを入れることが危険な時などに放射線治療が行われます。脊髄の動静脈奇形では通常、血管内治療が行われますが、治療が難しい、もしくは効かない時に放射線治療が選択されます。

解説 血管には動脈と静脈があります。動脈はからだの組織に酸素や栄養分など必要なものを届け、静脈は二酸化炭素のようにいらないものを回収します。動静脈奇形は、動脈と静脈が異常な血管でつながっており、動脈から流れてきた血液が組織を通らずに静脈に流れてしまうため、酸素や栄養分が十分に届かなくなります。動静脈奇形を水道にたとえると、配管を間違って上水道が下水道とつながっているために水道水が下水に流れてしまい、水道の栓をひねっても水の出方が弱い状態です。

脳動静脈奇形

脳動静脈奇形は検査で偶然に見つかることもありますが、頭痛、めまい、麻痺など脳出血の症状で見つかることが多く、てんかん発作を起こすこともあります。

手術や血管内治療が行われますが、脳の深いところにあり手術ができない場合や、脳のうちでも運動や言語にかかわる重要な部分のため手術が危険な場合には定位放射線治療（Q11-2 ☞53ページ参照）が行われます。ただし、異常な血管がふさがるまでには何年もかかり、2〜3年で40〜50％、5〜6年で70〜80％といわれています。半年から2年くらい経ってから、放射線が強く当たったところの脳にむくみが出てしまい、薬による治療が必要になることがあります。

脊髄動静脈奇形

動静脈奇形は脳にできることが多いですが、脊髄にできることもあります。症状は異常な血管の場所にもよりますが、痛み、しびれ、麻痺などがみられます。何か月もかけてだんだん症状が進んでいくことが多いですが、出血した場合は突然症状が出ます。

血管内治療が行われますが、脳の動静脈奇形に比べ脊髄の動静脈奇形は異常血管が細いため治療が難しい場合もあり、放射線治療が行われることがあります。

脊髄の神経はどこか一部分でも働きがなくなると、そこから下が全部動かせなくなります。たとえば胸のところの脊髄が働かなくなると、下半身が麻痺して動かせなくなります。放射線治療でそのような後遺症を起こさないように、脊髄の動静脈奇形は脳よりもやや弱めに治療します。脳の動静脈奇形では異常な血管をふさぐのが治療の目的ですが、脊髄の動静脈奇形では出血を防ぐのが目的となります。

6 がんでなくても放射線治療の悪影響は問題ないのでしょうか。

A 良性の病気の放射線治療で悪影響が問題になることはまずありません。ただし良性であっても重い病気になることがあり、とくにこどもの場合は将来の発達や成長に支障を来すことがあるので注意が必要です。

解説 がんでも良性の病気でも、放射線治療の悪影響は「からだのどの部分に、どのくらいの量の放射線を、どのくらいの回数で当てるか」によって変わってきます。治療に必要な放射線の量は、良性の病気のほうががんより少なくてすむことが多いです。また、がんは病巣の周りに広がっていく傾向があるので、放射線を当てる範囲がかなり広くなることも多いのですが、良性の病気では病巣のある部分にだけ放射線を当てればすみます。そして、放射線治療と同時に、抗がん剤などの薬物療法を行うと悪影響がさらに強くなりがちですが、良性の病気の場合はそのような薬を使うことはありません。このような理由で、良性の病気の放射線治療は、一般的にはがんの放射線治療に比べて悪影響は少ないです。

ただし、まだ成長期にあるこどもの場合は、放射線を当てたところが成長しなくなる可能性があるので、注意が必要です。たとえば左足に放射線を当てると左足の成長が止まり、「成長するにつれて右足はだんだん長くなるのに、左足はいつまでも短いまま」といった後遺症が出ることもあります。10年後や20年後に放射線が原因でがんにかかる人もいないわけではありません。しかし良性の病気であっても、治療が効かなければ命にかかわることや重い後遺症が残ることもあり、放射線治療のほかによい治療法がない場合には、悪影響を覚悟のうえで放射線治療に踏み切ることもあります。放射線治療を検討する前には、放射線治療の効果と悪影響を放射線治療医によく説明してもらい、「治療をした場合はどうなるか、治療しなかった場合はどうなるか」について主治医とよく相談し、判断するとよいでしょう。

Q26 放射線治療後の生活について教えてください。

1 食事など生活上で気をつける点はありますか。

A 口からのど、消化管（食事の通り道）に放射線が当たった患者さんは、刺激のあるものや消化の悪いものを避けるなど食事に気をつけましょう。飲酒は過量でなければ大丈夫です。口、のど、肺の治療後の患者さんはぜひ禁煙を守ってください。

> **解説** ### 放射線を受けた部分によって生活上の注意が違います

　Q15-1 ☞91ページで放射線治療直後の食事についての注意点を説明しましたが、ここではそれ以降の食事の注意点について説明します。

　放射線治療の悪影響は、放射線が当たった場所にしか起こらないことが普通です。ですから、放射線治療を受けた部分や範囲によって生活上の注意点は違います。ほかの患者さんのことが患者さんご自身に当てはまるとは限りませんので、ほかの人の話を聞くよりも、放射線腫瘍医にもらった説明書きやパンフレットを読み直したり、医師や看護師に質問するなどして、ご自身に当てはまる注意事項を守ることが肝心です。

食事における注意

　食事が通る道筋（口、のど、食道、胃、腸）に放射線が当たった患者さんは、食事の内容に注意が必要です。唾液腺（頬や顎の下にある唾液を出す器官）に放射線が当たった人は、唾液の量が減るので水分をとりながら食事をするとよいでしょう。

　のどや食道に放射線が当たった人は、粘膜が弱っていますので刺激の強いものはとらないほうがよいでしょう。胃や腸に放射線が当たった人は、消化吸収能力が落ちることがあるので、一度にたくさんの物を食べる、消化の悪い脂もの・硬

治療後の生活

い肉・イカやタコ・貝類などを食べる、香辛料がたくさん入った物を食べることなどにより、腹痛や下痢を起こすことがあります。これらは少しずつ食べて、患者さん自身で体調をみながら、可能な範囲で増やしていくとよいでしょう。放射線治療後約2年で、多くの症状は安定化します。その時点で問題がなければ、徐々に普通の食事に戻していくこともできると思います。

お酒はほどほどに

　お酒は、全面禁止ではありません。口、のどや食道の放射線治療後の患者さんは、粘膜炎が治ったら少したしなむ程度（健康にとって適切な酒量程度）であれば飲んでもかまいません。

　胃腸に放射線が当たっている人でも、胃腸の症状が治まった後に少し飲んでみて問題ないようならば、たしなむ程度であれば飲んでもかまいません。ただし、多量の飲酒は健康を害する可能性があるので控えましょう。

禁煙は全員に必要

　喫煙は口、のど、食道の粘膜を痛めますし、肺に放射線が当たっている人では放射線性の肺炎になるリスクも高まりますので、必ず禁煙しましょう。喫煙は放射線治療後に限らず、新たながんや心臓血管などの多くの病気の原因になりますので、これを機会に今まで吸っていた患者さんもキッパリやめることをおすすめします。

2 後遺症が心配なのですが。

A　放射線治療による後遺症（後になって起こる悪影響）が問題になる可能性がある時は、放射線治療の担当医が患者さんに説明をしてから治療を行います。ですから、担当医に説明されていないのであれば、重い後遺症が起こる可能性はとても少ないといえます。

解説 **後遺症が問題にならないような治療がなされる**

　放射線と聞くと「からだに悪いもの、後遺症が起こるだろう」と思いがちですが、放射線は必ずしもからだに悪いものではありません。放射線治療は、放射線被ばく事故などとは違い、制御された放射線を"正確に"治療する部分に必要な

量だけ照射するものです。放射線治療を行う際には、リスクと利益を判断して、利益が多い時にだけ放射線治療が行われます。ほとんどの場合は、治療後の変化はごく軽微な日常生活には問題ない程度の症状、たとえば、のどの照射であればのどがイガイガしやすいとか、乳房であれば照射した場所の汗が少ないとか、骨盤の広い範囲であれば食事に注意しないとお腹の調子が悪くなりやすい、などです。

　利益があるものの、後遺症も問題になる可能性がある時は、放射線治療の担当医があなたに説明をしてから治療を行います。ですから、担当医にとくに説明されていないのであれば、重い後遺症が起こる可能性はとても少ないといえます。命が助かるかどうかの瀬戸際では重い後遺症を覚悟して治療することもあるかもしれませんが、そのような場合は患者さん自身に治療するか否かの選択が委ねられます。

放射線治療の内容により後遺症の心配は違う

　放射線治療の後遺症は、放射線が当たった場所や放射線の量によって違います。医師にもらった説明書きやパンフレットを読み直したり、医師や看護師に質問するなどして、患者さんにとって可能性のある事項に注意を払ってください。何か症状があって心配な時は、放射線治療の担当医を受診して、「この症状は放射線治療と関係がありますか？」と患者さん自身に起こっている症状が放射線治療と関連があるか否かを確認し、もし関連がある場合は適切な治療を受けてください。

重い後遺症の確率と種類

　重い後遺症は線量が多い場合に生じることがほとんどで、組織の壊死（脳など）、機能の廃絶（麻痺、失明など）、臓器に穴が空く（腸や膀胱など）などがありますが、正常組織の耐用線量を考慮して治療を行いますので、起こる確率は非常に低いことが一般的です。心配しないで、放射線腫瘍医に可能性を聞いてみてください。

後遺症の治療

　症状に応じた対症療法に加え、薬剤として一般的なものは副腎皮質ホルモン（ステロイド）などです。そのほか、高気圧酸素療法（酸素カプセルに入る）など、症状に合わせた治療や手術などが行われます。

③ 放射線腫瘍科（放射線治療科）にも通う必要があるのですか。

A 放射線治療の際には、がんができた臓器を担当する医師の診療を受けた後に、放射線腫瘍医に紹介されたことと思います。放射線治療は専門的な治療ですので、その効果判定、再発や後遺症の診断は放射線腫瘍医が最も的確に行えます。その意味で、放射線腫瘍科にも通院することをおすすめします。

解説 ## 治療を受け持った担当医（科）が責任をもって対応します

放射線治療を行う前には、がんができた臓器を担当する医師の診療を受けた後で、放射線腫瘍科などに紹介されたことと思います。がん治療は高度化、専門化していますので、専門的治療の内容はその担当科が専門で、他科の医師では対応が難しくなってきています。

現代の放射線治療は高度で専門的な治療ですので、治療の詳細な内容は他科の医師では理解できないこともあり、その効果判定、再発や後遺症の診断は、放射線腫瘍医が最も的確に行うことができます。その意味で、放射線腫瘍科にも通院したほうが、あなたの病気の治療後の経過を正確に判断し、もしも再発してしまった場合でも次の治療につなげることができますし、放射線治療の悪影響がある場合は適切に対処できます。

放射線腫瘍医は不足しているので自分から受診希望を

放射線腫瘍医は2020年現在、日本に約1,000人（ちなみに画像を読んで診断する放射線診断の専門医は約4,000人、内科医は約70,000人、外科医は約20,000人）と少ないため、治療後の十分な経過観察をしたくてもできていないという問題があります。

病院の事情によっては、常勤の放射線腫瘍医がいないために定期的に受診できないこともあるのですが、治療後の患者さんが希望すれば、放射線腫瘍科を受診することはほぼ可能です。何か心配や聞きたいことがある時は、放射線腫瘍科を受診してください。セカンドオピニオンでほかの病院の放射線腫瘍科を受診することもできると思います。

胃腸の不快な症状の対処法について
教えてください。

A 腹部の放射線治療による消化吸収機能の低下、胃炎、腸炎には、通常
の消化剤や胃炎、腸炎の薬が有効です。症状がある時には、刺激物や
消化の悪いものを避けて、消化の良いものを少しずつ食べることをおすすめ
します。また、便通を規則正しくすることも大切です。

解説 ## 胃腸の不快な症状の原因

　放射線は活発に再生している細胞に作用しやすいので、胃腸のなかでもとくに
小腸は放射線治療でダメージを受けやすい臓器です。放射線が胃や腸の粘膜に当
たると、胃炎や腸炎のように表面がただれたり、ひどい場合には潰瘍になったり
します。また、胃液や腸液の分泌が低下して、消化吸収能力が低くなることが胃
腸の不快感の原因です。そのほかの原因としては、がんの再発などの心配による
心因的要素や消炎鎮痛薬などの胃腸に影響がある薬剤の長期使用による場合もあ
ります。

症状の種類

　胸焼け、胃部膨満感などの上腹部症状（機能性ディスペプシア）や便通異常
（下痢、頻便）、腹痛を伴う下腹部症状（過敏性腸症候群）などがみられます。い
ずれも日常生活に影響する不快な症状です。

対処法

　ほとんどの場合、検査等で異常が認められないため、通常の胃炎や胃潰瘍の
薬、消化剤、過敏性腸炎の薬、整腸剤などを処方します。症状がある時には、刺
激物や消化の悪いものを避けて、消化の良いものを少しずつ食べることをおすす
めします。また、便通を規則正しくすることも大切です。症状改善までにはある
程度の期間を要します。

漢方薬の使用

　胃腸の不快な症状の原因に、心因的要素や抗炎症薬の長期投与による副作用が
関連していることがあります。漢方医学では、患者さんの症状などに合わせて次
のような個別治療を行い、複合的な原因に対して対処できることがあります。以

治療後の生活

下に、一般的な処方例を挙げます。

- **半夏厚朴湯**：不安やのどがつまった感じを伴う胃部膨満感に有効です。
- **六君子湯**：胃がもたれる、食欲がない場合に胃の働きを活発にしたり、食欲を高めたりする作用があります。
- **人参湯**：胃腸の調子を整え、さらに新陳代謝を促進させるのに有効です。
- **補中益気湯**：胃腸の機能を補い、元気を出させます。
- **半夏瀉心湯**：下痢型の過敏性腸症候群に有効です。本剤を溶かした液を口に含み5〜6秒うがいをし、飲み込みます。これを1日3回以上、6〜7日続けると放射線口内炎も回復します。イリノテカンなど、がん薬物療法に起因する口内炎にも有効です。
- **桂枝加芍薬湯**：便秘と下痢を繰り返す過敏性腸症候群の場合に用います。半夏瀉心湯よりは体力の低下した患者さんにおすすめです。
- **桂枝人参湯**：発熱、嘔吐、下痢を伴う急性胃腸炎に有効です。

これら漢方薬の選択は、治療を受けた医療機関もしくは漢方専門医に相談してください。

5 直腸出血や膀胱出血が起こった時の対処法について教えてください。

A まずは治療を受けた放射線腫瘍科、あるいは放射線治療のことをよく知っている医師に相談しましょう。下血では便の硬さの調節、薬の治療、レーザー治療、高気圧酸素療法などが有効です。血尿では薬の治療、レーザー治療、高気圧酸素療法などが有効です。

解説 どんな時に起こるか

前立腺、子宮などの直腸や膀胱に近い部分の病気に放射線治療をした場合に、放射線が多く当たった直腸や膀胱の粘膜がただれて、治療から数か月〜数年経ってから下血したり血尿が出たりすることがあります。放射線治療からしばらく経ってから起こることが多いので、大腸がんや膀胱がんではないかと心配する患者さんがいますが、症状を問診し、必要に応じて内視鏡などの検査を行えば原因がわかります。内視鏡で見ると、放射線がたくさん当たった部分の粘膜表面の血管

が増えていて、排便や排尿の時の刺激でその血管が切れるために出血していることがわかります。

まずどうすればよいか

ごく少ない出血であれば、そのまま様子を見ていれば落ち着くことも少なくありません。心配せずに、定期的に放射線腫瘍医の診察を受けてください。血液検査の結果で、貧血になっている場合は、止血剤、造血剤（鉄剤）を内服します。

下血の対処法は

下血の時は、便が硬いと腸を傷つけやすいので、便を軟らかくする薬を内服します。便秘にも下痢にもならないような軟らか目の便が最も刺激が少ないので、まずは便の硬さの調節を心がけてください。内服薬や肛門から入れる痔の薬、胃潰瘍や潰瘍性大腸炎の時に使うような薬が効くことがあります。ステロイド（副腎皮質ホルモン）剤が薬治療の最終手段ですが、悪影響もあるので慎重に使います。

下血が保存的治療で治らない時は

薬の治療でも治らない場合に、増えている血管を内視鏡を利用して焼いてしまうレーザー治療を検討します。レーザー治療は消化器科の医師に依頼して入院で行われることがほとんどです。

また、高気圧酸素療法という酸素カプセルに入る治療を検討します。この治療は悪影響もなく良い治療ですが長期の通院が必要です。高気圧酸素療法を行っている医療機関は少ないので、担当医からその施設に紹介状を書いてもらい受診することになります。施設名は日本高気圧環境・潜水医学会のホームページに載っています。

血尿の対処法は

血尿の場合も対処法はほとんど同じです。ごく少ない出血であればそのまま様子をみて、貧血になっている場合は、止血剤、造血剤（鉄剤）を内服します。それでも効かない時はステロイド（副腎皮質ホルモン）剤が薬治療の最終手段ですが、副作用もあるので慎重に使います。

薬の治療でも治らない場合、増えている血管を内視鏡を利用して焼いてしまうレーザー治療を検討しますが、膀胱の場合は泌尿器科に依頼して行われます。高気圧酸素療法については同様です。

6 後遺症の可能性がある時は誰に相談すればよいですか。

A 放射線治療のことは放射線腫瘍（治療）医が一番よく知っています。治療を受けた放射線腫瘍医、あるいは放射線腫瘍科が患者さんの状況を最もわかっています。放射線腫瘍科に連絡することが難しい場合は、治療当時の病状と放射線治療のことがよくわかっている医師に相談しましょう。

解説 　放射線治療の説明の際に、起こるかもしれない悪影響の話を聞いたと思います。その時のパンフレットや説明書きがあれば、もう一度読み返してみてください。いつ頃起こるのか、どのくらいの頻度で起こるのか、自分の症状と関連がありそうかをもう一度考えて、放射線治療との関連がありそうな場合は、治療を受けた当時の放射線腫瘍科（医）に相談するのが一番です。

　なぜならば、どのような病状で、どのように放射線治療を行ったかをわかっていますので、後遺症かどうかの判断を最もしやすいからです。放射線腫瘍科に通院しなくなっている場合などは、現在の主治医に相談してみてください。放射線治療についてくわしい医師であれば、関連性についてや、誰に相談したらよいかを答えてくれますし、必要な場合は検査をしてくれることでしょう。

　日本はほかの先進国に比べて放射線治療を行っている割合が少ない国で、医師の中には放射線治療について学生時代に習っていない、もしくは経験がない人もいます。そのような医師では、的確な判断が難しい場合もありますので、日本放射線腫瘍学会のホームページ（http://www.jastro.or.jp/）などを参照し、近くの放射線腫瘍医を探してください。

　友人、知人などからの情報で判断するのは危険ですので、必ず放射線腫瘍（治療）医に相談してください。

付表1．代表的な外部放射線治療の照射方法

照射方法	特徴および対症例
1門照射 腫瘍 背骨 例）皮膚病変　電子線治療	1つの方向からの照射法で、皮膚表面およびそれに近い部位に用いる。
対向2門照射 例）骨転移、リンパ節転移、全脳照射など	放射線治療全般に用いられる最も一般的な方法。治療腫瘍を挟み込むように、ビームを配置し照射するため全体に均一な治療が可能。
接線照射 ウエッジフィルター 肺 例）乳房・ろっ骨など	対向2門照射の特殊な照射法であり、放射線の広がり部分を重ね合わせるように角度を調整することによって、肺など正常組織への線量を低くする。 ウエッジフィルターという吸収体を使用して線量を均一にすることもある。
非対向2門照射 鼻 例）上顎、耳下腺など	偏在性の腫瘍に用いられる照射法。ウエッジフィルターという吸収体を使用して線量を均一にすることが多い。体表面の治療などに使用される。
多門照射 例）腹部、骨盤、食道など	複数の方向から照射することで中心部以外の線量を抑えることができる。守らなくてはいけない臓器などをよけて照射する場合など多くの部位に用いられる。
定位照射 例）孤立性肺がん、肝臓がん、脳腫瘍など	多方向から一点に放射線を照射することで腫瘍部分に高い線量を集めることができる照射法。そのため、1回の治療の線量が高い場合も正常臓器への線量を低減することが可能。複数回の回転照射も同様。
IMRT 例）前立腺、頭頸部腫瘍など	強度を変えたビームを複数方向から照射し組み合わせることで腫瘍の形にあった照射が可能となり、隣接する正常臓器の線量を著しく低下することが可能な治療。現時点では、すべての病院でできるものではない。
粒子線治療 例）肝臓がん、小児がんなど	粒子線は止まる直前でエネルギーを多く落とすため、腫瘍部分以外を通過するビームの線量を低くすることが可能となる。

※患者さんのがんの種類や大きさによって治療方法は異なります。

付
表

付表2. 施設一覧（放射線治療実施施設）

※2019年9月30日時点でデータベース委員会が把握している放射線治療施設のうち、JASTRO構造調査に協力（回答）している施設
※JASTRO認定施設：JASTROが安全かつ高精度の放射線治療を推進することを目的として施設基準を策定し、その基準を満たす施設

施設名	JASTRO認定
北海道	
医療法人 社団北腎会 脳神経・放射線科クリニック	
特定医療法人 北楡会 札幌北楡病院	
社会医療法人 恵佑会札幌病院	○
独立行政法人 国立病院機構 北海道がんセンター	○
医療法人渓仁会 手稲渓仁会病院	
社会福祉法人 函館厚生院 函館五稜郭病院	○
独立行政法人 国立病院機構 函館病院	
市立函館病院	
市立小樽病院	
社会医療法人 母恋 日鋼記念病院	
市立室蘭総合病院	
医療法人 王子総合病院	
JA北海道厚生連 札幌厚生病院	
NTT東日本札幌病院	
札幌医科大学附属病院	○
市立札幌病院	○
北海道大学病院	○
KKR札幌医療センター	
医療法人彰和会 北海道消化器科病院	
独立行政法人 国立病院機構 旭川医療センター	
砂川市立病院	
JA北海道厚生連 旭川厚生病院	
旭川医科大学病院	○
JA北海道厚生連 帯広厚生病院	
社会医療法人 北斗 北斗病院	
市立釧路総合病院	
苫小牧市立病院	
社会医療法人 医仁会 中村記念病院	
北見赤十字病院	
社会医療法人 禎心会 札幌禎心会病院	○
公益社団法人 北海道勤労者医療協会 勤医協中央病院	
北海道立子ども総合医療・療育センター	
医療法人 徳洲会 札幌東徳洲会病院	
社会医療法人 製鉄記念室蘭病院	
医療法人 東札幌病院	
国家公務員共済組合連合会 斗南病院	
社会医療法人孝仁会 北海道大野記念病院	
青森県	
青森市民病院	
青森県立中央病院	○
独立行政法人 労働者健康福祉機構 青森労災病院	
八戸市立市民病院	
三沢市立三沢病院	
一部事務組合下北医療センター むつ総合病院	
独立行政法人 国立病院機構 弘前病院	
弘前大学医学部附属病院	○
八戸赤十字病院	
十和田市立中央病院	
一般財団法人 医療と育成のための研究所 清明会 弘前中央病院	
黒石市国民健康保険 黒石病院	
岩手県	
岩手県立中央病院	○
岩手医科大学附属病院	○
盛岡赤十字病院	
岩手県立大船渡病院	
岩手県立胆沢病院	
岩手県立中部病院	
岩手県立宮古病院	
岩手県立久慈病院	
岩手県立磐井病院	
岩手県立二戸病院	
岩手県立釜石病院	
宮城県	
財団法人厚生会仙台厚生病院	○
東北大学病院	○
宮城県立がんセンター	○
労働者健康福祉機構 東北労災病院	
独立行政法人 国立病院機構 仙台医療センター	
仙台市立病院	
石巻赤十字病院	
気仙沼市立病院	
宮城県立こども病院	
医療法人 華桜会 古川星陵病院鈴木二郎記念ガンマハウス	
大崎市民病院	
東北医科薬科大学病院	
仙台総合放射線クリニック	○
みやぎ県南中核病院	
秋田県	
市立秋田総合病院	
秋田赤十字病院	
秋田大学医学部付属病院	○

社会医療法人 明和会 中通総合病院	
JA秋田厚生連 秋田厚生医療センター	
JA秋田厚生連 平鹿総合病院	
JA秋田厚生連 大曲厚生医療センター	
JA秋田厚生連 由利組合総合病院	
JA秋田厚生連 能代厚生医療センター	
大館市立総合病院	
秋田県立脳血管研究センター	

山形県

山形県立中央病院	○
山形市立病院済生館	
山形大学医学部附属病院	○
公立置賜総合病院	
山形県立新庄病院	
鶴岡市立荘内病院	
地方独立行政法人山形県酒田市病院機構 日本海総合病院	

福島県

公立学校法人 福島県立医科大学附属病院	○
JA福島厚生連 白河厚生総合病院	
一般財団法人 慈山会 医学研究所付属坪井病院	
一般財団法人 太田綜合病院附属太田西ノ内病院	
一般財団法人 脳神経疾患研究所附属 総合南東北病院	○
一般財団法人 竹田健康財団 竹田綜合病院	
一般財団法人 温知会 会津中央病院	
労働者健康福祉機構 福島労災病院	
いわき市立総合磐城共立病院	
公益財団法人 仁泉会 北福島医療センター	
公益財団法人 湯浅報恩会 寿泉堂綜合病院	

茨城県

茨城県厚生農業協同組合連合会 総合病院 土浦協同病院 茨城県地域がんセンター	○
東京医科大学茨城医療センター	
霞ヶ浦医療センター	
JAとりで総合医療センター	
公益財団法人筑波メディカルセンター 筑波メディカルセンター病院 茨城県地域がんセンター	
筑波大学附属病院	○
茨城県民生活協同組合 友愛記念病院	○
茨城県立中央病院 茨城県地域がんセンター	○
水戸赤十字病院	
独立行政法人 国立病院機構 水戸医療センター	
水戸済生会総合病院	
鹿島労災病院	
（株）日立製作所 日立総合病院 茨城県地域がんセンター	○
独立行政法人 国立病院機構 茨城東病院	

JA茨城県厚生連 総合病院水戸協同病院	
茨城西南医療センター病院	
ひたちなか総合病院	○
社会医療法人 若竹会 つくばセントラル病院	

栃木県

栃木県立がんセンター	○
独立行政法人 国立病院機構 栃木医療センター	
獨協医科大学病院	○
済生会宇都宮病院	
那須赤十字病院	
足利赤十字病院	
JA佐野厚生総合病院	
自治医科大学附属病院	○
国際医療福祉大学病院	

群馬県

医療法人社団日高会 日高病院	
独立行政法人 国立病院機構 高崎総合医療センター	○
公立富岡総合病院	
前橋赤十字病院	○
群馬大学医学部附属病院	○
伊勢崎市民病院	○
群馬県立がんセンター	○
館林厚生病院	
公立藤岡総合病院	
桐生厚生総合病院	
渋川医療センター	
独立行政法人 国立病院機構 西群馬病院	
独立行政法人 国立病院機構 沼田病院	

埼玉県

埼玉メディカルセンター	
自治医科大学附属さいたま医療センター	○
埼玉県済生会川口総合病院	○
医療法人社団東光会 戸田中央総合病院	
さいたま市立病院	
さいたま赤十字病院	
埼玉県立小児医療センター	
春日部市立病院	
獨協医科大学埼玉医療センター	
埼玉医科大学病院	
埼玉医科大学国際医療センター	○
埼玉医科大学総合医療センター	○
独立行政法人 国立病院機構 埼玉病院	
防衛医科大学校病院	
埼玉県立循環器呼吸器病センター	
埼玉県立がんセンター	○
北里大学メディカルセンター	
深谷赤十字病院	

医療法人社団 三愛病院 さいたまガンマナイフセンター	
草加市立病院	
越谷市立病院	
医療法人啓清会 関東脳神経外科病院	
医療法人社団愛友会 上尾中央総合病院	
JA埼玉県厚生連 久喜総合病院	
医療法人社団協友会 彩の国東大宮メディカルセンター	

千葉県

千葉大学医学部附属病院	○
独立行政法人 国立病院機構 千葉東病院	
千葉県がんセンター	○
量子科学技術研究機構 QST病院	○
千葉県こども病院	
日本医科大学千葉北総病院	
松戸市立病院	
東京歯科大学市川総合病院	
国立国際医療センター国府台病院	
船橋市立医療センター	
東京慈恵会医科大学附属柏病院	○
国立がん研究センター東病院	○
順天堂大学医学部附属浦安病院	○
成田赤十字病院	
旭中央病院	
千葉労災病院	
千葉県循環器病センター	
国保直営総合病院 君津中央病院	
医療法人 鉄蕉会 亀田総合病院	○
医療法人 塩田病院附属塩田記念病院	
帝京大学ちば総合医療センター	
社会福祉法人 聖隷福祉事業団 聖隷佐倉市民病院	○
東京ベイ先端医療・幕張クリニック	○
鎌ヶ谷総合病院	
医療法人社団 愈光会 クリニックC4	
東邦大学医療センター佐倉病院	○
医療法人社団誠馨会 セコメディック病院	
千葉市立海浜病院	
医療法人沖縄徳洲会 千葉徳洲会病院	

東京都

公益財団法人 佐々木研究所附属 杏雲堂病院	
社会福祉法人 三井記念病院	
東京逓信病院	
国立がん研究センター中央病院	○
財団法人 聖路加国際病院	○
東京慈恵会医科大学附属病院	○
虎の門病院	○

東京都済生会中央病院	
国際医療福祉大学三田病院	
東京大学医科学研究所附属病院	○
北里大学北里研究所病院	
順天堂大学医学部附属順天堂医院	○
東京医科歯科大学医学部附属病院	○
日本医科大学付属病院	○
東京大学医学部附属病院	
がん・感染症センター都立駒込病院	○
金地病院	
一般財団法人 博慈会 博慈会記念総合病院	
東京都立墨東病院	
社会福祉法人 同愛記念病院	
東京臨海病院	
がん研究会有明病院	○
（株）東芝 東芝病院	
NTT東日本関東病院	○
昭和大学病院	○
東邦大学医療センター大森病院	○
財団法人東京都保健医療公社荏原病院	
伊藤病院	
日本赤十字社医療センター	
東日本旅客鉄道株式会社 JR東京総合病院	
独立行政法人 国立病院機構 東京医療センター	○
東邦大学医療センター大橋病院	
厚生中央病院	
東京共済病院	
自衛隊中央病院	
国立成育医療研究センター	○
公立学校共済組合関東中央病院	
東京医科大学病院	○
東京都保健医療公社大久保病院	
慶應義塾大学病院	○
JCHO東京新宿メディカルセンター	
独立行政法人 国立国際医療研究センター病院	○
東京女子医科大学病院	○
東京警察病院	
東京都立大塚病院	
財団法人東京都保健医療公社 豊島病院	
地方独立行政法人 東京都健康長寿医療センター	
帝京大学医学部附属病院	○
日本大学医学部附属板橋病院	○
順天堂大学医学部附属練馬病院	○
武蔵野赤十字病院	○
杏林大学医学部付属病院	○
東京都立多摩総合医療センター	○
公立昭和病院	

病院名	
公益法人 東京都保健医療公社 多摩北部医療センター	
独立行政法人 国立病院機構 災害医療センター	
共済立川病院	
医療法人社団 親和会 野猿峠脳神経外科病院	
東京医科大学八王子医療センター	
医療法人 社団三翔会 おか脳神経外科	
青梅市立総合病院	
東京慈恵会医科大学附属第三病院	○
財団法人 結核予防会 複十字病院	
独立行政法人 国立病院機構 東京病院	
日本医科大学多摩永山病院	
社会医療法人 財団大和会 武蔵村山病院	
医療法人社団勁草会 東京放射線クリニック	○
医療法人社団高恵会 築地神経科クリニック	
東京慈恵会医科大学 葛飾医療センター	
財団法人東京都保健医療公社多摩南部地域病院	
社会福祉法人 仁生社 江戸川病院	○
日本大学病院	
板橋中央総合病院	
苑田会放射線クリニック	
稲城市立病院	
昭和大学江東豊洲病院	
結核予防会 新山手病院	
東海大学医学部付属八王子病院	
東京西徳洲会病院	
公立福生病院	
神奈川県	
川崎市立川崎病院	
川崎市立井田病院	
労働者健康福祉機構 関東労災病院	○
帝京大学医学部附属溝口病院	
聖マリアンナ医科大学病院	○
一般財団法人 神奈川県警友会 けいゆう病院	
独立行政法人 勤労者労働福祉機構 横浜労災病院	
昭和大学横浜市北部病院	
昭和大学藤が丘病院	○
独立行政法人 国立病院機構 相模原病院	
学校法人 北里研究所 北里大学病院	○
相模原協同病院	
済生会横浜市東部病院	
横浜市立みなと赤十字病院	
横浜市立大学附属市民総合医療センター	○
地方独立行政法人 神奈川県立病院機構 神奈川県立こども医療センター	
恩賜財団済生会横浜市南部病院	
横浜市立大学附属病院	○
横浜南共済病院	

病院名	
国家公務員共済 横須賀共済病院	○
神奈川歯科大学附属病院	
横須賀市立市民病院	
横浜市立市民病院	
医療法人社団東京石心会 新緑脳神経外科 横浜サイバーナイフセンター	
神奈川県立がんセンター	○
厚木市立病院	
独立行政法人 国立病院機構 横浜医療センター	
社会医療法人 財団互恵会 大船中央病院	○
小田原市立病院	
医療法人 徳洲会 湘南藤沢徳州会病院	
平塚市民病院	
国家公務員共済組合連合会 平塚共済病院	
東海大学医学部付属病院	○
大和市立病院	
藤沢市民病院	
医療法人社団康心会 湘南東部総合病院	
神奈川県立足柄上病院	
特定医療法人 沖縄徳洲会 湘南鎌倉総合病院	○
社会医療法人財団 石心会 川崎幸病院	○
横須賀市立うわまち病院	
医療法人社団三成会 新百合ヶ丘総合病院	
国家公務員共済組合連合会 横浜栄共済病院	
新潟県	
長岡赤十字病院	
医療法人 立川メディカルセンター 立川綜合病院	
新潟県長岡中央総合病院	
新潟県立中央病院	○
新潟市民病院	
独立行政法人 国立病院機構 西新潟中央病院	
新潟大学医歯学総合病院	○
新潟県立がんセンター新潟病院	○
県立新発田病院	
独立行政法人 労働者健康福祉機構 燕労災病院	
新潟県厚生農業協同組合連合会 柏崎総合医療センター	
新潟大学地域医療教育センター 魚沼基幹病院	
JA新潟県厚生連 佐渡総合病院	
富山県	
富山大学附属病院	○
富山赤十字病院	
富山県立中央病院	○
高岡市民病院	
富山県厚生農業協同組合連合会 高岡病院	
黒部市民病院	
市立砺波総合病院	

富山市民病院	
独立行政法人 労働者健康福祉機構 富山労災病院	
医療法人社団 藤聖会 五福脳神経外科 富山サイバーナイフセンター	○

石川県

金沢医科大学病院	○
石川県立中央病院	○
医療法人社団浅ノ川 浅ノ川総合病院	
金沢大学附属病院	○
独立行政法人 国立病院機構 金沢医療センター	○
七尾鹿島広域圏事務組合 公立能登総合病院	
社会医療法人財団 董仙会 恵寿総合病院	
公立松任石川中央病院	

福井県

福井大学医学部付属病院	○
福井県立病院	○
市立敦賀病院	
福井赤十字病院	○
福井県済生会病院	
独立行政法人 国立病院機構 敦賀医療センター	

山梨県

市立甲府病院	
地方独立行政法人 山梨県立病院機構 山梨県立中央病院	○
富士吉田市立病院	
山梨大学医学部附属病院	○

長野県

長野赤十字病院	
長野市民病院	○
長野県厚生農業協同組合連合会北信総合病院	
JA長野県厚生連 佐久医療センター	○
独立行政法人 国立病院機構 信州上田医療センター	
社会医療法人財団慈泉会 相澤病院	
信州大学医学部附属病院	
諏訪赤十字病院	
飯田市立病院	
伊那中央病院	
地方独立行政法人 長野県立病院機構 長野県立木曽病院	
長野県立こども病院	
独立行政法人 国立病院機構 まつもと医療センター 松本病院	

岐阜県

岐阜市民病院	○
岐阜県総合医療センター	○
岐阜大学附属病院	○
岐北厚生病院	

独立行政法人 国立病院機構 長良医療センター	
大垣市民病院	○
社会医療法人 厚生会 木沢記念病院	○
地方独立行政法人 岐阜県立多治見病院	
総合病院 中津川市民病院	
JA岐阜厚生連 中濃厚生病院	
高山赤十字病院	
朝日大学歯学部附属 村上記念病院	
医療法人 徳洲会 大垣徳洲会病院	
社会医療法人 蘇西厚生会 松波総合病院	

静岡県

沼津市立病院	
順天堂大学静岡病院	
独立行政法人 国立病院機構 静岡医療センター	
静岡県立静岡がんセンター	○
富士市立中央病院	
富士宮市立病院	
静岡赤十字病院	
静岡県立総合病院	○
静岡市立静岡病院	○
静岡県立こども病院	
榛原総合病院	
静岡済生会総合病院	
静岡市立清水病院	
焼津市立総合病院	
医療法人社団平成会 藤枝平成記念病院	
藤枝市立総合病院	
市立島田市民病院	
JA静岡厚生連遠州病院	
労働者健康福祉機構 浜松労災病院	
浜松医科大学医学部附属病院	○
聖隷三方原病院	○
社会福祉法人 聖隷福祉事業団 聖隷浜松病院	○
公益財団法人 浜松市医療公社 浜松医療センター	
浜松赤十字病院	
磐田市立総合病院	○
すずかけセントラル病院	
熱海所記念病院	

愛知県

豊川市民病院	
社会医療法人 明陽会 成田記念病院	○
蒲郡市民病院	
岡崎市立愛知病院	
西尾市民病院	
安城更生病院	
碧南市民病院	
医療法人 豊田会 刈谷豊田総合病院	

病院名	
名古屋第一赤十字病院	
労働者健康福祉機構 中部労災病院	
社会保険中京病院	
独立行政法人 国立病院機構 名古屋医療センター	
名古屋市立西部医療センター	
名古屋市立東部医療センター東市民病院	
愛知県がんセンター病院	○
名古屋大学医学部附属病院	○
名古屋第二赤十字病院	
名古屋市立大学病院	○
社会医療法人 名古屋記念財団 名古屋記念病院	
豊田厚生病院	
藤田医科大学病院	○
トヨタ記念病院	○
半田市立半田病院	
愛知医科大学病院	○
小牧市民病院	
春日井市民病院	
公立陶生病院	
社会医療法人 大雄会 総合大雄会病院	
一宮市立市民病院	○
愛知県厚生農業協同組合連合会海南病院	
豊橋市民病院	○
医療法人 偕行会 名古屋共立病院	
岡崎市民病院	○
一宮西病院	
独立行政法人 国立病院機構 豊橋医療センター	
三重県	
三重県立総合医療センター	
市立四日市病院	
医療法人 誠仁会 塩川病院	
JA鈴鹿中央総合病院	
三重大学医学部附属病院	○
松阪市民病院	
済生会松阪総合病院	
三重県厚生連松阪中央総合病院	○
市立伊勢総合病院	
伊勢赤十字病院	○
滋賀県	
滋賀医科大学医学部附属病院	○
済生会滋賀県病院	
大津赤十字病院	○
彦根市立病院	
滋賀県立総合病院	○
社会医療法人 誠光会 草津総合病院	
市立長浜病院	○
長浜赤十字病院	
医療法人社団昴会 湖東記念病院	
独立行政法人 国立病院機構 東近江総合医療センター	
公立甲賀病院	
大津市民病院	
京都府	
京都第二赤十字病院	
京都府立医科大学附属病院	○
京都市立病院	○
京都第一赤十字病院	○
京都大学医学部附属病院	○
宇治武田病院	
医療法人徳洲会 宇治徳洲会病院	
医療法人 蘇生会 蘇生会クリニック	
独立行政法人 国立病院機構 京都医療センター	
三菱京都病院	
社会福祉法人 京都社会事業財団 京都桂病院	○
市立福知山市民病院	
独立行政法人 国立病院機構 舞鶴医療センター	
済生会京都府病院	
公立南丹病院	
洛和会音羽病院	
京都岡本記念病院	
大阪府	
財団法人 住友病院	
大阪府済生会中津病院	
医療法人 医誠会 医誠会病院	
宗教法人在日本南プレスビテリアンミッション淀川キリスト教病院	
大阪市立総合医療センター	
大阪国際がんセンター	○
独立行政法人 国立病院機構 大阪医療センター	
大阪警察病院	○
大阪赤十字病院	
NTT西日本大阪病院	
大阪市立大学医学部附属病院	○
大阪鉄道病院	
JCHO大阪病院	
関西電力病院	
地方独立行政法人 大阪府立病院機構 大阪府急性期・総合医療センター	○
独立行政法人 国立病院機構 刀根山病院	
市立豊中病院	
大阪府済生会吹田病院	
市立吹田市民病院	
大阪大学医学部附属病院	○
大阪大学歯学部附属病院	
医療法人 友紘会 彩都友紘会病院	○

社会医療法人 愛仁会 高槻病院		社会医療法人神鋼記念会 神鋼記念病院	
大阪医科大学附属病院	○	一般財団法人 神戸市地域医療振興財団 神戸市立西神戸医療センター	○
関西医科大学総合医療センター		医療法人社団顕鐘会 神戸百年記念病院	
松下記念病院		医療法人社団慈恵会 新須磨病院	
関西医科大学附属病院	○	兵庫県立こども病院	
独立行政法人 地域医療機能推進機構 星ヶ丘医療センター		国立病院機構 神戸医療センター	
東大阪市立総合病院		兵庫県立淡路医療センター	
医療法人藤井会 石切生喜病院	○	兵庫県立尼崎総合医療センター	○
社会医療法人 若弘会 若草第一病院		関西ろうさい病院	○
八尾市立病院		兵庫県立西宮病院	
医療法人 春秋会 城山病院		西宮市立中央病院	
地方独立行政法人 大阪府立病院機構 大阪府立呼吸器・アレルギー医療センター		兵庫医科大学病院	○
独立行政法人 国立病院機構 大阪南医療センター		公立学校共済組合 近畿中央病院	
近畿大学病院	○	市立伊丹病院	
堺市立病院機構 堺市立総合医療センター		公立八鹿病院	
大阪労災病院		公立豊岡病院	
独立行政法人 国立病院機構 近畿中央胸部疾患センター		三田市民病院	
和泉市立病院		兵庫県立柏原病院	
地方独立行政法人 大阪府立病院機構 大阪府立母子保健総合医療センター		独立行政法人 国立病院機構 姫路医療センター	
泉大津市立病院		姫路赤十字病院	
市立岸和田市民病院	○	社会医療法人 製鉄記念広畑病院	
医療法人 徳洲会 岸和田徳洲会病院		兵庫県立がんセンター	○
市立貝塚病院		財団法人 甲南病院加古川病院	
りんくう総合医療センター		兵庫県立加古川医療センター	
社会医療法人 生長会 ベルランド総合病院		西脇市立西脇病院	
国家公務員共済組合連合会大手前病院		赤穂市民病院	
医療法人新明会 都島放射線科クリニック	○	兵庫県立粒子線医療センター	
市立池田病院		神戸低侵襲がん医療センター	○
日本赤十字社 高槻赤十字病院		北播磨総合医療センター	
社会医療法人 きつこう会 多根総合病院	○	芦屋放射線治療クリニックのぞみ	
済生会野江病院		医療法人明和病院 明和キャンサークリニック	
大阪医科大学三島南病院		順心病院	
公益財団法人 田附興風会 医学研究所 北野病院		神戸陽子線センター	
社会医療法人 美杉会 佐藤病院	○	**奈良県**	
吹田徳洲会病院		近畿大学奈良病院	○
社会医療法人 弘道会 なにわ生野病院		地方独立行政法人 奈良県立病院機構 奈良県総合医療センター	
医療法人 徳洲会 野崎徳洲会病院		社会医療法人 高清会 高井病院	○
市立ひらかた病院		財団法人 天理よろづ相談所病院	○
社会医療法人 生長会		奈良県立医科大学附属病院	○
伯鳳会 大阪陽子線クリニック		独立行政法人 国立病院機構 奈良医療センター	
兵庫県		済生会中和病院	
神戸大学医学部附属病院	○	大和高田市立病院	○
神戸市立医療センター中央市民病院	○	**和歌山県**	
		医療法人 西村会 向陽病院	
		和歌山労災病院	

日本赤十字社 和歌山医療センター	○	JA 広島総合病院	○
和歌山県立医科大学附属病院		独立行政法人 国立病院機構 東広島医療センター	
独立行政法人 国立病院機構 南和歌山医療センター		三原赤十字病院	
社会保険 紀南病院		国家公務員共済組合連合会 呉共済病院	
新宮市立医療センター		広島がん高精度放射線治療センター	○
橋本市民病院		広島平和クリニック	
独立行政法人 国立病院機構 和歌山病院		脳神経センター大田記念病院	

鳥取県		山口県	
鳥取県立中央病院		独立行政法人 国立病院機構 岩国医療センター	
鳥取大学医学部付属病院	○	山口県立総合医療センター	
独立行政法人 国立病院機構 米子医療センター		社会保険 徳山中央病院	
鳥取市立病院		地方独立行政法人 下関市立市民病院	

島根県		済生会山口総合病院	
松江赤十字病院		医療法人 聖比留会 セントヒル病院	
松江市立病院		独立行政法人 国立病院機構 山口宇部医療センター	
島根大学附属病院	○	山口大学医学部附属病院	○
島根県立中央病院		医療法人 聖比留会 厚南セントヒル病院	
独立行政法人 国立病院機構 浜田医療センター		JA 厚生連 長門総合病院	

岡山県		山口県済生会下関総合病院	
岡山済生会総合病院		独立行政法人 国立病院機構 関門医療センター	
岡山大学病院	○		

		徳島県	
岡山赤十字病院		徳島大学病院	○
川崎医科大学附属病院	○	徳島県立中央病院	
独立行政法人 国立病院機構 南岡山医療センター		徳島赤十字病院	
独立行政法人 国立病院機構 岡山医療センター		徳島市民病院	
独立行政法人 労働者健康福祉機構 岡山ろうさい病院		地方独立行政法人 地域医療機能推進機構 鳴門病院	
財団法人 操風会 岡山旭東病院		徳島県立三好病院	
社会医療法人 岡村一心堂病院			

		香川県	
財団法人 津山慈風会 津山中央病院		香川県立中央病院	
財団法人 倉敷中央病院	○	香川大学医学部附属病院	○
岡山中央病院		独立行政法人 労働者健康福祉機構 香川労災病院	○

広島県		独立行政法人 国立病院機構 四国こどもとおとなの 医療センター	
公立学校共済組合中国中央病院	○	三豊総合病院	
独立行政法人 国立病院機構 福山医療センター	○	高松赤十字病院	
福山市民病院		社会医療法人財団 大樹会 総合病院 回生病院	
尾道市立市民病院		JA 香川県厚生連 滝宮総合病院	
JA 厚生連 尾道総合病院			

		愛媛県	
市立三次中央病院		愛媛県立中央病院	○
医療法人社団仁鷹会 たかの橋中央病院		一般財団法人 永頼会 松山市民病院	
広島市立広島市民病院	○	松山赤十字病院	
広島赤十字・原爆病院		独立行政法人 国立病院機構 四国がんセンター	○
広島市立安佐市民病院	○	愛媛大学医学部附属病院	
広島大学病院	○	医療法人 住友別子病院	
県立広島病院		市立宇和島病院	
独立行政法人 国立病院機構 呉医療センター 中国 がんセンター	○	社会福祉法人恩賜財団済生会今治病院	
労働者健康福祉機構 中国労災病院		済生会西条病院	

付
表

高知県	
医療法人治久会 もみのき病院	
高知赤十字病院	
高知県・高知市病院企業団立 高知医療センター	
高知大学医学部附属病院	○
高知県立幡多けんみん病院	

福岡県	
特定医療法人 北九州病院 北九州総合病院	
九州労災病院	
財団法人 平成柴川会 社会保険小倉記念病院	
北九州市立医療センター	○
独立行政法人 国立病院機構 小倉医療センター	
新日鉄八幡記念病院	
JCHO九州病院	
産業医科大学病院	○
済生会福岡総合病院	
国家公務員共済組合連合会 浜の町病院	
独立行政法人 国立病院機構 九州医療センター	○
社会医療法人財団 池友会 福岡和白病院	
独立行政法人 国立病院機構 九州がんセンター	○
独立行政法人 国立病院機構 福岡東医療センター	
九州大学病院	○
福岡大学病院	○
社会医療法人 大成会 福岡記念病院	
福岡赤十字病院	
公立学校共済組合 九州中央病院	
株式会社 麻生 飯塚病院	
久留米大学病院	○
社会医療法人 雪の聖母会 聖マリア病院	
社会医療法人 天神会 古賀病院21	
医療法人 高邦会 高木病院	
公立八女総合病院	
地方独立行政法人 大牟田市立病院	
医療法人 共愛会 戸畑共立病院	○
財団法人 福岡県社会保険医療協会 社会保険 田川病院	
原三信病院	○
医療法人 徳洲会 福岡徳洲会病院	
JCHO久留米総合病院	

佐賀県	
佐賀県医療センター好生館	
独立行政法人 国立病院機構 嬉野医療センター	○
唐津赤十字病院	
佐賀大学医学部附属病院	
九州国際重粒子線がん治療センター	○
独立行政法人 国立病院機構 佐賀病院	

長崎県	
長崎みなとメディカルセンター市民病院	
長崎大学病院	○
日本赤十字社 長崎原爆病院	○
長崎県島原病院	
独立行政法人 国立病院機構 長崎医療センター	○
社会医療法人財団白十字会 佐世保中央病院	
地方独立行政法人 佐世保市総合医療センター	○
長崎県病院企業団 長崎県対馬病院	

熊本県	
独立行政法人 国立病院機構 熊本医療センター	○
熊本大学医学部附属病院	○
独立行政法人 国立病院機構 熊本再春荘病院	
済生会熊本病院	
熊本赤十字病院	○
医療法人社団 人優会 熊本放射線外科	
熊本中央病院	
熊本市立熊本市民病院	
荒尾市民病院	
労働者健康福祉機構 熊本労災病院	
健康保険 八代総合病院	
健康保険 人吉総合病院	

大分県	
大分赤十字病院	
独立行政法人 国立病院機構 大分医療センター	
医療法人 健裕会 永冨脳神経外科病院	
大分県立病院	
中津市立中津市民病院	
独立行政法人 国立病院機構 別府医療センター	
九州大学病院別府病院	
医療法人 野口記念会 野口病院	
大分県済生会日田病院	
大分大学医学部附属病院	
JA大分県厚生連 鶴見病院	

宮崎県	
社会医療法人 同心会 古賀総合病院	
宮崎県立延岡病院	
独立行政法人 国立病院機構 都城病院	
一般社団法人 藤元メディカルシステム 藤元総合病院	
宮崎大学医学部附属病院	
県立宮崎病院	
宮崎県立日南病院	
一般財団法人 潤和リハビリテーション振興財団 潤和会記念病院	

鹿児島県	
鹿児島大学病院	
公益財団法人 昭和会 今給黎総合病院	○

鹿児島市立病院	
県民健康プラザ鹿屋医療センター	
鹿児島県立大島病院	
済生会会川内病院	○
社会医療法人聖医会サザンリージョン病院	
出水総合医療センター	
社会医療法人 博愛会 さがらパース通りクリニック	
鹿児島県立薩南病院	
一般社団法人メディポリス医学研究所 メディポリス国際陽子線治療センター	○
沖縄県	
沖縄赤十字病院	
沖縄県立南部医療センター	
独立行政法人 国立病院機構 沖縄病院	
那覇市立病院	
琉球大学医学部附属病院	○
沖縄県立中部病院	○
医療法人 沖縄徳洲会 南部徳洲会病院	○
社会医療法人敬愛会グループ 中頭病院	
KIN放射線治療・健診クリニック	

付表3. 参考書籍

書名	編著者	出版社	発行年
世界初 からだに優しい 高精度がん治療—ピンポイント照射25年間の軌跡	植松 稔	方丈社	2020
がん専門医が、がんになって分かった大切なこと	中川恵一	海竜社	2019
知っておきたい「がん講座」リスクを減らす行動学	中川恵一	日経サイエンス社	2019
前立腺がん患者が放射線治療法を選択した理由 ～がんを克服するために～	中川恵一 監修、前立腺がん患者会著	日本地域社会研究所	2019
がんの時代	中川恵一	海竜社	2018
最強最高のがん知識	中川恵一	海竜社	2017
がんから始まる生き方	養老孟司、柏木 博、中川恵一	NHK出版	2019
最新科学が進化させた世界一やさしいがん治療	武田篤也	ベストセラーズ	2019
ここまできた重粒子線がん治療	辻井博彦 監著、鎌田正著	産学社	2017
患者よ、がんと賢く闘え！ 放射線の光と闇	西尾正道	旬報社	2017
がん患者3万人と向き合った医師が語る正直ながんのはなし	西尾正道	旬報社	2014

付表4. 参考ウェブサイト

- **公益社団法人 日本放射線腫瘍学会（JASTRO）「一般の方向けの情報」**
  https://www.jastro.or.jp/customer/

- **国立研究開発法人 国立がん研究センターがん対策情報センター 「がん情報サービス」**
  https://ganjoho.jp/public/index.html

- **特定非営利活動法人 日本放射線腫瘍学研究機構 「一般の皆様へ」**
  https://www.jrosg.jp/

- **公益社団法人 がん研究振興財団**
  https://www.fpcr.or.jp/

- **認定NPO法人 キャンサーネットジャパン**
  https://www.cancernet.jp/

- **がん情報サイト オンコロ**
  https://oncolo.jp/

- **市民のためのがん治療の会**
  http://www.com-info.org/

患者さんと家族のための放射線治療 Q&A
2020 年版 　　　　　　　　　定価(本体 2,200 円＋税)

2015 年 11 月 20 日　　第 1 版（2015 年版）発行
2020 年 9 月 30 日　　第 2 版（2020 年版）第 1 刷発行

編　集　　公益社団法人 日本放射線腫瘍学会

発行者　　福村　直樹

発行所　　金原出版株式会社

〒 113-0034 東京都文京区湯島 2-31-14

電話　編集 (03) 3811-7162
　　　営業 (03) 3811-7184
FAX 　　　(03) 3813-0288
振替口座　00120-4-151494
http://www.kanehara-shuppan.co.jp/

Ⓒ 日本放射線腫瘍学会, 2015, 2020

検印省略

Printed in Japan

ISBN 978-4-307-07115-4　　　　　　　　　印刷・製本／シナノ印刷

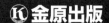